Neurochirurgische Therapie des Schädel-Hirn-Traumas

Alexander König

Uwe Spetzger

Neurochirurgische Therapie des Schädel-Hirn-Traumas

Operative Akutversorgung und rekonstruktive Verfahren

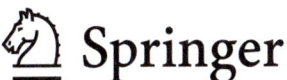

Alexander König
Neurochirurgische Klinik
Städtisches Klinikum Karlsruhe
Karlsruhe, Deutschland

Uwe Spetzger
Neurochirurgische Klinik
Städtisches Klinikum Karlsruhe
Karlsruhe, Deutschland

ISBN 978-3-662-57927-5   ISBN 978-3-662-57928-2   (eBook)
https://doi.org/10.1007/978-3-662-57928-2

Die Deutsche Nationalbibliothek verzeichnet diese Publikation in der Deutschen Nationalbibliografie;
detaillierte bibliografische Daten sind im Internet über http://dnb.d-nb.de abrufbar.

Umschlaggestaltung: deblik Berlin
Fotonachweis Umschlag: © Dr. Alexander König

Springer ist ein Imprint der eingetragenen Gesellschaft Springer-Verlag GmbH, DE und ist ein Teil von
Springer Nature
Die Anschrift der Gesellschaft ist: Heidelberger Platz 3, 14197 Berlin, Germany

Vorwort

Das Schädel-Hirn-Trauma ist eine häufige Verletzung, die aufgrund der äußeren Gewalteinwirkung und der daraus resultierenden Schäden am Gehirn mit einer hohen Mortalität einhergeht. In Deutschland rechnen wir mit ca. 3.000 stationär behandlungsbedürftigen Patienten pro 1 Mio. Einwohner pro Jahr. Bei Kindern sowie bei Erwachsenen unter 45 Jahren ist das Schädel-Hirn-Trauma die häufigste Todesursache in Deutschland. In der wissenschaftlichen Literatur wird zwischen einer primären und einer sekundären Schädigung durch das Schädel-Hirn-Trauma unterschieden. Insbesondere die primären Verletzungsfolgen und die damit verbundene direkte Zerstörung des zerebralen Gewebes gelten als ein irreversibler Schaden. Dieser Gehirnschaden ist aber auch der Ausgangspunkt für die daraus resultierenden sekundären Verletzungsfolgen durch den entstehenden Hirndruck und den sekundären Kompressionsschaden des umliegenden Gehirngewebes.

Die neurochirurgische Therapie zielt exakt auf die Behandlung dieser sekundären Verletzungsfolgen ab. Durch die zeitnah durchgeführte Diagnostik und eine gezielte Therapie kann das Ausmaß des Sekundärschadens verringert werden, was letztendlich die Prognose für den traumatisierten Patienten verbessert.

Das menschliche Gehirn ist das Zentrum der Individualität und die Steuerzentrale für die motorischen und sensiblen Funktionen und vernetzt und koordiniert unsere Sinnesorgane. Diese Steuermechanismen sowie die höheren kognitiven Leistungen sind im Detail bis heute nicht vollständig erforscht. Bereits die ersten Menschen wussten jedoch intuitiv, dass bei einer Auseinandersetzung ein Schlag gegen den Kopf eine effektive Maßnahme war, um den Gegner auszuschalten. Auch ohne die genaue Kenntnis der komplexen Hirnfunktionen waren es insbesondere kriegerische Auseinandersetzungen, die dazu führten, Helme und Schutzmechanismen für den Kopf weiterzuentwickeln. So versuchen wir heute sowohl in unserer Freizeit als auch bei vielen Sportarten den Kopf und unser Gehirn besonders zu schützen. Aus vielen wissenschaftlichen Berichten wissen wir, dass durch chronische Schädel-Hirn-Traumen wie z. B. beim Boxen oder auch durch repetitive schwere Traumen bei professionellen Eishockeyspielern oder American-Football-Spielern residuelle und zum Teil schwerwiegende posttraumatische Schädigungen auftreten. Somit bleibt die Prophylaxe und die Vermeidung eines Schädel-Hirn-Traumas eine essenzielle Maßnahme.

Dieses Buch vermittelt einen Überblick über die gezielte Diagnostik und die gängige neurochirurgische Therapie beim Schädel-Hirn-Trauma zur Reduktion und Vermeidung der sekundären Traumafolgen.

In den letzten Jahrzehnten haben sich einige strategische und auch strukturelle Änderungen bei der Therapie des schweren Schädel-Hirn-Traumas abgezeichnet. Die intensivmedizinische Behandlung findet heutzutage in Deutschlang größtenteils auf interdisziplinär besetzten Intensivstationen statt. Durch die enge Verzahnung von anästhesiologischer und neurochirurgischer Expertise kommt dies insbesondere Patienten mit schweren Polytraumen und begleitendem Schädel-Hirn-Trauma zugute. Die Schockbehandlung bzw.

die Behandlung der schweren Thorax- und Abdominaltraumen sowie die operative Therapie der Extremitätenverletzungen sind nur im breiten interdisziplinären Kontext von Anästhesie, Unfallchirurgie und Viszeralchirurgie adäquat möglich. Auch bei der Therapie komplexer und schwerer Schädelbasistraumen ist die interdisziplinäre Versorgung durch Neurochirurgen zusammen mit den Experten der Kieferchirurgie und der Hals-Nasen-Ohren-Chirurgie heutzutage auf einem hohen standardisierten Niveau. Insbesondere bei der frontobasalen Versorgung zeichnet sich zunehmend eine Trendwende ab. Die früher übliche neurochirurgische Therapie mit einer aggressiven operativen Freilegung der Frontobasis, insbesondere bei einer nachgewiesenen Rhinoliquorrhoe oder einem Pneumatocephalus, mit einer breitflächigen Abdeckung der frakturierten frontalen Schädelbasis mittels autologem Gewebe wird zunehmend seltener durchgeführt. In den letzten Jahren erfolgt die frontobasale Deckung vermehrt durch eine weniger invasive endonasale Inspektionen und eine selektivere, gezielte Rekonstruktion über endoskopische Zugänge. Hier ist die enge Kooperation mit den Kollegen der Hals-Nasen-Ohren-Chirurgie sowie auch der Kieferchirurgie wegweisend.

Der technische Fortschritt mit Miniaturisierung der Hirndrucksonden führte in den letzten Jahren zu einer breiten Anwendung von intraparenchymatösen Drucksonden zum Monitoring bei Patienten mit schwerem Schädel-Hirn-Trauma. Hier sollte jedoch die Indikation zur Anlage einer Drucksonde nach wie vor kritisch überprüft und streng gestellt werden. Insbesondere bei Patienten, die Antikoagulanzien eingenommen haben, besteht ein erhöhtes Risiko für eine lokale Einblutung im Bereich der Anlagestelle der Drucksonde. Somit kann unter Umständen durch diese invasive Monitoring-Maßnahme eine weitere Hirnschädigung induziert werden.

Indes hat sich neben der operativen Versorgung auch die intensivmedizinische Überwachung und Behandlung von Patienten mit Schädel-Hirn-Trauma mit umfangreichem Monitoring und einer individuell angepassten Therapie in den letzten Jahrzehnten signifikant weiterentwickelt. Die kontinuierliche Weiterentwicklung beider Säulen der Schädel-Hirn-Trauma-Therapie – Chirurgie und Intensivmedizin – verfolgt dabei stets das Ziel der Minimierung sekundärer Hirnschädigungen. Wir hoffen, mit diesem Buch einen praxisnahen Überblick über den aktuellen Stand der Behandlung geben zu können.

Alexander König
Uwe Spetzger
Karlsruhe, im August 2018

Inhaltsverzeichnis

Das Schädel-Hirn-Trauma: Definition, Epidemiologie, klinische Symptomatik, Klassifikation und Begleitverletzungen

© Springer-Verlag GmbH Deutschland, ein Teil von Springer Nature 2019
A. König, U. Spetzger, *Neurochirurgische Therapie des Schädel-Hirn-Traumas*,
https://doi.org/10.1007/978-3-662-57928-2_1

1

1.1 Definition und Epidemiologie

Nach Definition der SHT-Leitlinie der AWMF ist ein Schädel-Hirn-Trauma (SHT) die Folge einer Gewalteinwirkung, die zu einer Funktionsstörung und/oder Verletzung des Gehirns geführt hat und mit einer Prellung oder Verletzung der Kopfschwarte, des knöchernen Schädels, der Gefäße und/oder der Dura mater verbunden sein kann (Firsching et al. 2015). Bei gleichzeitiger Verletzung von Weichteilen, Knochen und Dura handelt es sich um eine offene Schädel-Hirn-Verletzung. Eine Verletzung des Kopfes ohne Hirnfunktionsstörung oder Verletzung des Gehirns wird als Schädelprellung bezeichnet.

Die unmittelbare Gewalteinwirkung auf das Nervengewebe führt zur primären Hirnschädigung. Diese umfasst sowohl irreversibel geschädigte Nervenzellen als auch solche, die die Fähigkeit zur Regeneration besitzen. Die primäre Hirnschädigung ist unter Umständen der Ausgangspunkt für eine Folge von pathophysiologischen Vorgängen (z. B. Schwellung, Ischämie), die zu einer sekundären Hirnschädigung führen können. Hier setzt die präklinische und klinische Behandlung der Schädel-Hirn-Verletzung an. Durch den raschen und effizienten Einsatz von adäquaten Therapiemaßnahmen sollen Sekundärschäden verhindert werden. Die Behandlung umfasst neben der unmittelbaren Sicherung der Vitalfunktionen durch das Rettungsteam am Unfallort sowohl medikamentöse als auch operative Maßnahmen. Ziel ist letztlich immer, die optimale Versorgung des Hirns mit Sauerstoff zu gewährleisten, da Hirngewebe die geringste Sauerstoffmangeltoleranz hat (Firsching et al. 2015). Somit entscheidet eine schnelle und wirksame Therapie über das neurologische Outcome und damit über die Lebensqualität des Patienten in der Zukunft.

Die Inzidenz von Schädel-Hirn-Verletzungen liegt in Deutschland bei 332 Patienten pro 100.000 Einwohner, wobei die Traumafolgen in 91 % der Fälle als leicht, in 4 % als mittelschwer und in 5 % als schwer zu klassifizieren sind. Jährlich liegt die Zahl der Patienten mit einem Schädel-Hirn-Trauma bei ca. 248.000, von denen 2750 Patienten versterben. Die geschätzten jährlichen gesamtgesellschaftlichen Kosten für die Behandlung von Schädel-Hirn-Verletzungen betragen in Deutschland ca. 2,8 Mrd. EUR pro Jahr (Rickels et al. 2006).

1.2 Klinische Symptomatik

1.2.1 Subjektive Beschwerden und äußere Verletzungszeichen

Subjektiv empfundene Beschwerden nach einer Schädel-Hirn-Verletzung können sein:
- Zephalgien,
- Benommenheitsgefühl,
- Nausea,
- Vertigo,
- Diplopie und
- Hypakusis.

Typische objektive Traumafolgen sind:
- Schwellung,
- Blutung,
- Riss-/Quetschwunden,

— Skalpierungen,
— Deformitäten des Schädels sowie
— der Austritt von Blut und/oder Liquor aus Mund, Nase oder Ohr.

Bei schweren offenen Schädel-Hirn-Verletzungen kann es zum Austritt von Hirngewebe aus der Wunde kommen. Klinische Hinweise auf eine Schädigung des Nervensystems sind Amnesie, Vigilanzstörungen, Desorientiertheit, Paresen, Aphasie, Koordinationsstörungen, Hirnnervendefizite, Krampfanfälle, Emesis und andere vegetative Störungen. Eine Vigilanzstörung weist praktisch immer auf eine schwerwiegendere Funktionsstörung des Hirns hin, wenn andere Ursachen (Medikamenteneinnahme, metabolische Störungen etc.) ausgeschlossen sind.

1.2.2 Bewusstseinsstörung und Koma

Dynamik von Bewusstseinsstörungen

Bei einer Bewusstseinstrübung werden verminderte Vigilanz (quantitative Bewusstseinsstörung) sowie Orientierungsdefizite zu Person, Ort und Zeit (qualitative Bewusstseinsstörung) festgestellt. Die Augen werden in diesen Fällen auf Ansprache oder zumindest auf einen Schmerzreiz hin geöffnet.

Bei einem sehr schweren Schädel-Hirn-Trauma bzw. bei einer Zunahme der posttraumatischen sekundären Hirnschädigung tritt klinisch eine Bewusstlosigkeit (Koma) auf. Diese ist durch einen Zustand gekennzeichnet, in dem der Patient die Augen weder spontan noch auf Ansprache oder Schmerzreize öffnet. Spontanbewegungen können beobachtet werden, sind jedoch in der Regel ungezielt bzw. nur gezielt auf Schmerzreize hin getriggert. Der Zustand der Bewusstlosigkeit ergibt aufgrund der genannten klinischen Zeichen einen Wert von unter 8 Punkten auf der Glasgow Coma Scale (Teasdale und Jennett 1974; ◘ Tab. 1.1).

Symptome einer lebensbedrohlichen Verschlechterung beim bewusstseinsgestörten Patienten sind ein- oder beidseitige Pupillenerweiterung, eine gestörte Lichtreaktion der Pupillen, Beuge- und Strecksynergismen sowie Kreislaufstörungen. Bei Vorliegen dieser

◘ **Tab. 1.1**   Kategorien der Glasgow Coma Scale. (Teasdale und Jennett 1974)

Punkte	Augen öffnen	Verbale Kommunikation	Motorische Reaktion
6 Punkte	–	–	Befolgt Aufforderungen
5 Punkte	–	Konversationsfähig, orientiert	Gezielte Schmerzabwehr
4 Punkte	Spontan	Konversationsfähig, desorientiert	Ungezielte Schmerzabwehr
3 Punkte	Auf Aufforderung	Unzusammenhängende Worte	Auf Schmerzreiz Beugesynergismen (abnormale Beugung)
2 Punkte	Auf Schmerzreiz	Unverständliche Laute	Auf Schmerzreiz Strecksynergismen
1 Punkt	Keine Reaktion	Keine verbale Reaktion	Keine Reaktion auf Schmerzreiz

1

klinischen Zeichen handelt es sich je nach Ausprägung um das fortgeschrittene Stadium eines Mittelhirnsyndroms oder sogar um ein Bulbärhirnsyndrom.

Die Dynamik von Bewusstseinsstörungen ist ein entscheidendes Kriterium zur Beurteilung einer klinischen Verschlechterung oder einer lebensbedrohlichen Situation. Die engmaschige neurologische Überwachung und Dokumentation der jeweiligen Bewusstseinslage, insbesondere eine rasche Eintrübung, ist ein entscheidender Parameter. Die althergebrachte Einteilung des Bewusstseinszustands in wach/somnolent/stuporös/komatös ist nach wie vor eine wichtige Klassifikation bei der Erstversorgung und auch für die Kommunikation, beispielsweise am Unfallort und vor dem Transport bzw. auf dem Transport zur weiteren Versorgung.

Mittelhirnsyndrom

Im Stadium I eines Mittelhirnsyndroms reagiert der Patient verzögert, ist benommen oder somnolent. Es können orale Automatismen sowie spontane Massen- und Walzbewegungen beobachtet werden.

Im Stadium II des Mittelhirnsyndroms ist der Patient soporös, und Schmerzreize führen zu Streckbewegungen der Beine. Die Muskeleigenreflexe sind bei erhöhtem Muskeltonus gesteigert. Pathologische Reflexe können auftreten. Die mittelweiten Pupillen reagieren verzögert auf Licht. Da der Patient nicht mehr fixiert, ist der okulozephale Reflex positiv.

Das Stadium III des Mittelhirnsyndroms ist durch einen Komazustand und eine typische Dezerebrationshaltung gekennzeichnet, die sich durch Schmerzreize noch verstärkt. Die Lichtreaktion der Pupillen ist träge; okulozephaler und okulovestibulärer Reflex sind deutlich auslösbar. Eine Cheyne-Stokes-Atmung kann bei Patienten beobachtet werden, die nicht intubiert, sediert und maschinell beatmet sind.

Das Stadium IV entspricht einem voll ausgebildeten Mittelhirnsyndrom. Der Patient befindet sich in einem tiefen Komazustand und zeigt keinerlei Reaktionen auf äußere Reize. Die physiologischen Reflexe sind gesteigert, des Weiteren können pathologische Reflexe ausgelöst werden. Der Muskeltonus ist stark erhöht. Die Pupillen sind über mittelweit bei schwacher Lichtreaktion. Der okulozephale Reflex kann nur schwach ausgelöst werden. Der okulovestibuläre Reflex ruft nach Auslösung eine dissoziierte Reaktion der Bulbi hervor. Bei Patienten, die nicht intubiert, sediert und maschinell beatmet sind, kann eine sogenannte Maschinenatmung vorliegen.

Bulbärhirnsyndrom

Das Stadium I des Bulbärhirnsyndroms ist durch tiefe Bewusstlosigkeit, fehlende Spontanbewegungen und Schmerzreaktionen, abnehmendem Muskeltonus sowie zunehmende Pupillenerweiterung und unregelmäßige Atmung gekennzeichnet.

Das Stadium II des Bulbärhirnsyndroms mit fehlendem Muskeltonus, fehlenden Reflexen, maximaler Pupillenerweiterung und Atemstillstand geht rasch in den Hirntod über.

1.3 Klassifikation

Wie oben erwähnt, entwickeln sich in den ersten Stunden nach einem Schädel-Hirn-Trauma häufig sekundäre Schädigungen von Hirngewebe. Hiermit korrelierend unterliegen auch die klinischen Symptome in der Akutphase einer Dynamik. Insbesondere betrifft dies das Ausmaß einer Bewusstseinsstörung, was wiederum für die Einschätzung des Schweregrades einer Schädel-Hirn-Verletzung hohe Relevanz hat. Demnach muss in Fällen mit deutlicher Dynamik der Symptomatik eine Anpassung der abgeschätzten Schwere der Verletzung erfolgen.

Die Klassifikation von Schädel-Hirn-Verletzungen erfolgt anhand des bei der klinischen Einschätzung des Patienten erhobenen Punktwertes auf der Glasgow Coma Scale (GCS) (Teasdale und Jennett 1974):

- leichtes SHT: 13–15 Punkte,
- mittelschweres SHT: 9–12 Punkte,
- schweres SHT: 3–8 Punkte.

Die Klassifikation wird dadurch erschwert, dass der GCS-Wert im frühen Krankheitsverlauf schwanken kann, neben Verschlechterungen sind auch Verbesserungen möglich. Darüber hinaus gibt es keinen Konsens über den optimalen Zeitpunkt für die Bestimmung des GCS-Wertes. Die Vorschläge für den Bestimmungszeitpunkt umfassen u. a. Erstversorgung am Unfallort, Eintreffen in der Klinik, 6 bzw. 12 h nach Trauma sowie den schlechtesten Wert innerhalb der ersten 48 h. Somit ist die Verlässlichkeit dieser Klassifikation mit erheblichen Einschränkungen verbunden, zumal die Summenbildung beim GCS-Wert mit methodischen Schwächen behaftet ist (Firsching et al. 2015).

Eine 1953 von Tönnis und Loew vorgeschlagene Einteilung berücksichtigt drei Schweregrade, die sich am zeitlichen Verlauf einer neurologischen Störung orientieren. Da hier eine sichere Klassifikation erst nach 3 Wochen möglich ist, lässt sich diese Einteilung lediglich retrospektiv anwenden. Daher hat sie eher Bedeutung für die Prognose des Rehabilitationsverlaufs bzw. für gutachterliche Fragestellungen.

Für die Notfallbehandlung von Schädel-Hirn-Verletzungen ausschlaggebend ist der jeweils aktuelle klinische Zustand in Zusammenschau mit dem CT-Befund. In der klinischen Praxis muss insbesondere in den ersten Tagen nach Trauma beim üblicherweise intubierten und analgosedierten Patienten engmaschig ein CT-Befund erhoben werden, um eine eventuelle Dynamik der Verletzung frühzeitig zu erkennen und zu behandeln. In der Frühphase der intensivmedizinischen Behandlung erfolgt in aller Regel zusätzlich ein Monitoring mittels Hirndruck-Messsonde, um negative Trends rasch zu detektieren.

1.4 Begleitverletzungen

In der Notfallbehandlung von bewusstlosen Patienten, die im Rahmen einer Unfallsituation vorgefunden wurden, ist – da die Patienten weder Angaben zum Unfallhergang noch zu eventuellen Schmerzen und Beschwerden machen können – grundsätzlich von einer Mehrfachverletzung (Polytrauma) auszugehen, bis diese durch apparative Untersuchungen in der Klinik bestätigt oder ausgeschlossen worden sind (Marion 1999).

Lebensbedrohliche Begleitverletzungen von Thorax, Abdomen und/oder Extremitäten können über einen hämodynamisch relevanten Blutverlust oder eine direkte Verletzung der Atemwege im Falle eines Thoraxtraumas zu einer zerebralen Hypoxie und damit zu weiteren sekundären Hirnschäden führen. Somit muss diesen potenziellen Gefahren für den Patienten bei der Erstversorgung am Unfallort und beim Transport in das Krankenhaus besonderes Augenmerk geschenkt werden (Gabriel et al. 2002; Rickels et al. 2006).

1

Da etwa 15 % der Patienten mit schwerem Schädel-Hirn-Trauma begleitende Verletzungen der Wirbelsäule bzw. des kraniozervikalen Überganges aufweisen (Firsching et al. 2015), sollte daher bei bewusstlosen Patienten bis zum radiologischen Beweis des Gegenteils von einer instabilen Wirbelsäulenverletzung ausgegangen werden. Dieser Tatsache wird in der Notfallmedizin durch Anlegen einer Zervikalstütze am Unfallort und vor dem Transport in die Klinik Rechnung getragen, um eine sekundäre Rückenmarksschädigung zu vermeiden.

Durch die Gewalteinwirkung auf den Schädel kann es zur Verletzung der hirnversorgenden Gefäße mit Dissektion, Ausbildung eines traumatischen Aneurysmas und insbesondere bei basalen Frakturen zur Ausbildung einer arteriovenösen Fistel (Carotis-cavernosus-Fistel) kommen (Firsching et al. 2015). Letztere wird im mittelfristigen Verlauf durch Chemosis und pulsierenden Exophthalmus symptomatisch, allerdings sind alle anderen Gefäßläsionen nicht unmittelbar klinisch symptomatisch. Sie werden üblicherweise nach Eintreffen des Patienten in der Klink mittels CT-Angiografie im Rahmen des Polytrauma-CT-Scans diagnostiziert. Verletzungen der hirnversorgenden Gefäße können entweder zu einem hämodynamisch relevanten Blutverlust oder zu einem Gefäßverschluss und damit zu einer sekundären zerebralen Infarzierung führen.

Literatur

Firsching R, Rickels E, Mauer UM, Sakowitz OW, Messing-Jünger M, Engelhard K, Schwenkreis P, Linn J, Biberthaler P, Schwerdtfeger K (2015) Leitlinie Schädel-Hirn-Trauma im Erwachsenenalter. Update 2015. ▶ www.awmf.org. Zugegriffen: 20. Juli 2018

Gabriel EJ, Ghajar J, Jagoda A, Pons PT, Scalea T, Walters BC, Brain Trauma Foundation (2002) Guidelines for prehospital management of traumatic brain injury. J Neurotrauma 19:111–174

Marion DW (1999) Emergency department management. In: Marion DW (Hrsg) Traumatic brain injury. Thieme, New York, S 67–80

Rickels E, Wild K von, Wenzlaff P, Bock WJ (Hrsg) (2006) Schädel-Hirn-Verletzung. Epidemiologie und Versorgung. Ergebnisse einer prospektiven Studie. Zuckschwerdt, München

Teasdale G, Jennett B (1974) Assessment of coma and impaired consciousness. A practical scale. Lancet 304:81–84

Tönnis W, Loew F (1953) Einteilung der gedeckten Hirnschädigungen. Ärztl Prax 5:13–14

Präklinische Behandlung des Schädel-Hirn-Traumas

© Springer-Verlag GmbH Deutschland, ein Teil von Springer Nature 2019
A. König, U. Spetzger, *Neurochirurgische Therapie des Schädel-Hirn-Traumas*,
https://doi.org/10.1007/978-3-662-57928-2_2

2.1 Sofortmaßnahmen

Da nach einem Schädel-Hirn-Trauma Hypoxie und arterielle Hypotension eindeutig mit einem schlechteren Outcome assoziiert sind, haben am Unfallort alle Maßnahmen oberste Priorität, die einen adäquaten Blutdruck und eine physiologische Sauerstoffsättigung des Blutes sicherstellen (Gabriel et al. 2002).

Traditionell gilt für die Notfallmedizin seit den 1960er Jahren die ABC-Regel (Airway/Breathing/Chest compressions) der American Heart Association, die jedoch in jüngerer Zeit als CAB-Regel formuliert wird (Beginn mit Herzdruckmassage), da das arterielle Blut in der Frühphase nach einem Kreislaufstillstand noch ausreichend mit Sauerstoff gesättigt ist (Kleinman et al. 2017).

Speziell bei hirnverletzten Patienten kommt es häufig zu einer insuffizienten Atmung und somit zu einer unzureichenden zerebralen Sauerstoffversorgung, sodass bei einem GCS-Wert von ≤ 8 Punkten eine orotracheale Intubation und kontrollierte Beatmung indiziert sind, da diese das Behandlungsergebnis nach 6 Monaten verbessern (Firsching et al. 2015). Darüber hinaus muss gegebenenfalls ein Pneumothorax bzw. Hämatothorax erkannt und unmittelbar therapiert werden.

Das Ziel der notfallmäßigen Behandlung sind Normoxie (Sauerstoffsättigung zumindest über 90 %), Normokapnie und arterielle Normotonie (systolischer Blutdruck zumindest über 90 mmHg) (Pakkanen et al. 2017; Gabriel et al. 2002). Die Kreislauffunktion wird durch Messung von Puls und Blutdruck überwacht und durch Flüssigkeitssubstitution sichergestellt. Darüber hinaus müssen offensichtliche arterielle Blutungen gestillt werden (Firsching et al. 2015).

2.2 Anamnese

Wenn möglich, können Angaben von unfallbeteiligten Personen (Eigenanamnese) oder Zeugen bzw. Bergungsteams (Fremdanamnese) Informationen über die Art der Fahrzeugbeschädigung oder die Absturzhöhe liefern, was eine Abschätzung der Gewalteinwirkung und des möglichen Ausmaßes einer Verletzung ermöglicht. Dies ist für das weitere diagnostische und therapeutische Vorgehen hochrelevant.

Insbesondere die Information über einen initial bewusstseinsklaren Patienten, der aktuell eine Bewusstseinstrübung aufweist, ist ein Hinweis auf eine intrakranielle Verletzung mit sekundärer Verschlechterung. Eine wertvolle Ergänzung ist eine Medikamentenanamnese, vor allem in Hinblick auf die Einnahme von blutgerinnungshemmenden Medikamenten (Firsching et al. 2015).

2.3 Neurologische Untersuchung

Essenzielle Punkte der klinisch-neurologischen Untersuchung am Unfallort sind Bewusstseinszustand (inklusive eventueller Dynamik), Pupillenstatus (insbesondere beim bewusstlosen Patienten) sowie die motorische Funktion der Extremitäten (Marion 1999).

Letztere kann neben Information über eine Hirnverletzung auch Hinweise auf eine Wirbelsäulenverletzung geben. Beim bewusstlosen Patienten können keine Willkürbewegungen beurteilt werden, daher muss hier die Reaktion auf Schmerzreize überprüft werden. Beuge- oder Strecksynergismen können hierbei Hinweise auf eine besondere Schwere der Hirnverletzung liefern (► Abschn. 1.2.2).

Beim wachen Patienten müssen zusätzlich Orientierung, Hirnnervenfunktion, Koordination und Sprachfunktion beurteilt und im Notarzteinsatzprotokoll der Deutschen Interdisziplinären Vereinigung für Intensiv- und Notfallmedizin (sog. DIVI-Protokoll) dokumentiert werden.

Neben der Anamnese ist auch der klinisch-neurologische Befund einschließlich einer eventuellen Dynamik von außerordentlicher Bedeutung für das weitere Vorgehen in Hinblick auf Transport, Diagnostik und Therapie. Es wird explizit darauf hingewiesen, dass eine alleinige Einschätzung der klinischen Situation auf Basis des GCS-Wertes zu Fehlbeurteilungen führen kann (Firsching et al. 2015). Dies begründet sich dadurch, dass einige prognostisch ungünstige Zeichen bei einer Bewusstlosigkeit – wie z. B. Pupillenstatus und -funktion – nicht berücksichtigt werden.

Der sogenannte FOUR Score (Full Outline of Unresponsiveness) berücksichtigt neben Augenöffnen, motorischer Reaktion und Atmung auch Hirnstammreflexe (Pupillenstatus, Kornealreflex, Hustenreflex), hat sich aber in der hiesigen Notfallmedizin nicht durchsetzen können (Posner et al. 2007; Wijdicks et al. 2005).

2.4 Schädel-Hirn-Trauma bei Bewusstseinsstörung aus anderer Ursache

In der Notfallversorgung muss berücksichtigt werden, dass auch eine akut einsetzende Bewusstseinsstörung zu einem Schädel-Hirn-Trauma führen kann (Firsching et al. 2015). Dafür gibt es
- metabolische (häufig Hypoglykämie),
- endokrinologische,
- zerebrovaskuläre (z. B. Schlaganfall, intrazerebrale Blutung, Subarachnoidalblutung) und
- kardiovaskuläre Ursachen.

Die wichtigsten Kausalitäten können zwar erst in der Klinik mittels Notfalllaboruntersuchung und CT-Bildgebung ausgeschlossen bzw. mitbeurteilt werden, jedoch geben eventuell fremdanamnestische Angaben zur Vorgeschichte und/oder zum Unfallhergang entsprechende Hinweise.

2.5 Medikamentöse Therapie

Unabhängig vom Schweregrad einer Schädel-Hirn-Verletzung sollte auf die Gabe von Glukokortikoiden verzichtet werden, da für diese Fälle eine signifikant erhöhte Letalität im Verlauf nachgewiesen wurde (Alderson und Roberts 2005).

Die Gabe von Mannitol führt zur Senkung eines erhöhten Hirndrucks, jedoch gibt es keine ausreichenden Daten für die Effektivität in der Prähospitalphase (Cottenceau et al. 2011; Wakai et al. 2013).

In Hinblick auf die Gabe von Barbituraten bei Patienten mit akuter Schädel-Hirn-Verletzung gibt es keine Evidenz dafür, dass diese zu einer Verbesserung des

2

Outcomes führen (Roberts und Sydenham 2012). Bei einem von vier Patienten kommt es zu einem signifikanten Blutdruckabfall, der mit einem Abfall des zerebralen Perfusionsdruckes verbunden und somit trotz der Hirndrucksenkung von Nachteil für den Patienten ist (Bendinelli et al. 2017).

Die prophylaktische Gabe von Antikonvulsiva kann effektiv das Auftreten von frühen zerebralen Krampfanfällen verringern, allerdings gibt es keine Evidenz, dass dies das Auftreten später Anfälle reduziert oder einen Effekt auf die Letalität oder das neurologische Outcome hat (Schierhout und Roberts 2012). Darüber hinaus muss die teils sedierende Wirkung von Antikonvulsiva berücksichtigt werden, die unter Umständen die Vigilanz des Patienten und dadurch seine klinische Beurteilbarkeit beeinträchtigt.

Für andere medikamentöse Therapien gibt es keinen wissenschaftlichen Nachweis eines Benefits in der Behandlung von Patienten mit Schädel-Hirn-Verletzungen (Firsching et al. 2015). Daher besteht die primäre Strategie bei der Behandlung der isolierten Schädel-Hirn-Verletzung neben der Sicherung der Vitalfunktionen (► Abschn. 2.1) in der Hochlagerung des Oberkörpers und einer Flüssigkeitsrestriktion.

Literatur

Alderson P, Roberts I (2005) Corticosteroids for acute traumatic brain injury. Cochrane Database Syst Rev 25(1): CD000196

Bendinelli C, Cooper S, Evans T, Bivard A, Pacey D, Parson M, Balogh ZJ (2017) Perfusion abnormalities are frequently detected by early ct perfusion and predict unfavourable outcome following severe traumatic brain injury. World J Surg 41:2512–2520

Cottenceau V, Masson F, Mahamid E, Petit L, Shik V, Sztark F, Zaaroor M, Soustiel JF (2011) Comparison of effects of equiosmolar doses of mannitol and hypertonic saline on cerebral blood flow and metabolism in traumatic brain injury. J Neurotrauma 28:2003–2012

Firsching R, Rickels E, Mauer UM, Sakowitz OW, Messing-Jünger M, Engelhard K, Schwenkreis P, Linn J, Biberthaler P, Schwerdtfeger, K (2015) Leitlinie Schädel-Hirn-Trauma im Erwachsenenalter. Update 2015. ► www.awmf.org. Zugegriffen: 20. Juli 2018

Gabriel EJ, Ghajar J, Jagoda A, Pons PT, Scalea T, Walters BC, Foundation Brain Trauma (2002) Guidelines for prehospital management of traumatic brain injury. J Neurotrauma 19:111–174

Kleinman ME, Goldberger ZD, Rea T, Swor RA, Bobrow BJ, Brennan EE, Terry M, Hemphill R, Gazmuri RJ, Hazinski MF, Travers AH (2017) American Heart Association focused update on adult basic life support and cardiopulmonary resuscitation quality: an update to the American Heart Association guidelines for cardiopulmonary resuscitation and emergency cardiovascular care. Circulation 137:e14

Marion DW (1999) Prehospital management. In: Marion DW (Hrsg) Traumatic brain injury. Thieme, New York, S 67–80

Pakkanen T, Kämäräinen A, Huhtala H, Silfvast T, Nurmi J, Virkkunen I, Yli-Hankala A (2017) Physician-staffed helicopter emergency medical service has a beneficial impact on the incidence of prehospital hypoxia and secured airways on patients with severe traumatic brain injury. Scand J Trauma Resusc Emerg Med 25:94

Posner JB, Saper CB, Schiff ND, Plum F (2007) Plum and Posner's diagnosis of stupor and coma. Oxford University Press, New York, S 38–87

Roberts I, Sydenham E (2012) Barbiturates for acute traumatic brain injury. Cochrane Database Syst Rev 12:CD000033

Schierhout G, Roberts I (2012) WITHDRAWN: antiepileptic drugs for preventing seizures following acute traumatic brain injury. Cochrane Database Syst Rev 6:CD000173

Wakai A, McCabe A, Roberts I, Schierhout G (2013) Mannitol for acute traumatic brain injury. Cochrane Database Syst Rev 8:CD001049

Wijdicks EF, Bamlet WR, Maramattom BV, Manno EM, McClelland RL (2005) Validation of a new coma scale: the FOUR score. Ann Neurol 58:585–593

Akutversorgung des Schädel-Hirn-Traumas im Krankenhaus

© Springer-Verlag GmbH Deutschland, ein Teil von Springer Nature 2019
A. König, U. Spetzger, *Neurochirurgische Therapie des Schädel-Hirn-Traumas*,
https://doi.org/10.1007/978-3-662-57928-2_3

3.1 Maßnahmen im Schockraum

Gängige Praxis an deutschen Krankenhäusern ist mittlerweile die Versorgung von polytraumatisierten Patienten in einem interdisziplinär organisiertem Schockraum. Die Koordination des Transportes eines Patienten in das Krankenhaus erfolgt zwischen Rettungsteam bzw. Rettungsleitstelle und dem zuständigen Unfallchirurgen (Traumaleader). Bei Eintreffen des Patienten im Schockraum erfolgt die dezidierte Übergabe aller relevanten Informationen über den Patienten vom Notarzt an Unfallchirurgen, Neurochirurgen und Anästhesisten.

Für den Unfallchirurgen sind in erster Linie Verletzungen von Extremitäten und Rumpf relevant. Im Schockraum erfolgen eine orientierende klinische Untersuchung und meist eine Ultraschalluntersuchung des Abdomens hinsichtlich freier intraabdomineller Flüssigkeit.

Beim typischerweise intubierten und analgosedierten Patienten sind für den Neurochirurgen der primäre Bewusstseinszustand des Patienten am Unfallort, der Pupillenstatus, der Kornealreflex und eventuelle äußere Verletzungen des Kopfes relevant. Bei nichtintubierten und ansprechbaren Patienten kann eine orientierende klinisch-neurologische Untersuchung in Anlehnung an die GCS-Kategorien erfolgen. Außerdem können Fragen zum Unfallhergang bzw. –mechanismus wertvolle Informationen liefern (Marehbian et al. 2017; Marion 1999).

Der Anästhesist trägt Sorge für die Stabilität der Vitalfunktionen Atmung, Oxygenierung und Kreislauf (Denninghoff et al. 2017).

Insgesamt sollte bei stabilen Kreislaufverhältnissen die Schockraumversorgung nur wenige Minuten in Anspruch nehmen, um die essenzielle CT-Bildgebung nicht zu verzögern. Handelt es sich um ein hinreichend schweres Unfallereignis und ist der Patient intubiert und analgosediert, ist ein Polytrauma-Scan der Goldstandard, um keine Verletzungen zu übersehen. Ist der Patient noch selbst anamnestizierbar und deuten Anamnese und klinischer Befund auf ein isoliertes Schädel-Hirn-Trauma hin, ist unter Umständen eine CT von Schädel und Halswirbelsäule ausreichend.

Die MRT-Bildgebung ist aufgrund des hohen apparativen und zeitlichen Aufwands für die Notfalldiagnostik nicht geeignet. Sie wird in der Akutversorgung lediglich selektiv für spezielle Fragestellungen eingesetzt. Dazu gehören der Verdacht auf ein intraspinales epidurales Hämatom bei Wirbelfraktur sowie eine hypoxische Hirnschädigung bei primär am Unfallort reanimierten Patienten, deren CT-Befund einen Komazustand nicht erklärt. Ist eine MRT-Bildgebung indiziert, sollte insbesondere im Hinblick auf die Dauer der Untersuchung trotz der eingeschränkten Platzverhältnisse im Tomografen eine partielle Hochlagerung des Oberkörpers angestrebt werden, um einer möglichen traumabedingten Steigerung des intrakraniellen Druckes entgegenzuwirken.

3.2 Indikationsstellung zur notfallmäßigen operativen Versorgung

Eine Notfallindikation zur operativen Therapie unmittelbar nach der CT-Diagnostik ergibt sich bei offenen Schädelfrakturen sowie bei raumfordernden Epiduralhämatomen und akuten Subduralhämatomen (▶ Abschn. 4.1– 4.3), bei den beiden letztgenannten Verletzungsmustern insbesondere dann, wenn klinisch primär oder sekundär eine

Bewusstseinsstörung oder ein Bewusstseinsverlust vorlag. Die Akuität in Fällen mit einer Notfallindikation zur operativen Therapie ist um ein Vielfaches höher, wenn eine Anisokorie diagnostiziert wird, da hier eine Einklemmungssituation vorliegen kann und Sekundärschäden des Hirns durch einklemmungsbedingte Ischämien zu befürchten sind. In solchen Fällen muss unverzüglich ein Transport des Patienten in den Operationssaal erfolgen.

Bei diffuser Hirnverletzung mit hemisphärischer Schwellung ist ebenfalls eine Notfallindikation zur operativen Entlastung gegeben, wenn eine Anisokorie vorliegt (▶ Abschn. 4.5). In diesen Fällen liegen oft radiologische Kriterien einer Raumforderung wie Mittellinienverlagerung, Kompression des Seitenventrikels und Verstreichen der Gyri und Sulci vor. Sind die CT-morphologischen Befunde grenzwertig und liegt keine Anisokorie vor, sollte die Implantation einer Hirndruck-Messsonde erfolgen.

Bei kleineren intrakraniellen Blutungen (epidural, subdural, parenchymatös) ohne größere Raumforderungszeichen kann bei intubierten Patienten die Extubation angestrebt werden, um eine klinische Überwachung zu ermöglichen. Ist die Extubation wegen eines schweren Thoraxtraumas oder einer notfallmäßig indizierten unfallchirurgischen Versorgung absehbar nicht möglich, sollte auch bei Patienten mit geringer ausgeprägten Befunden in der CT zum sicheren Monitoring eine Hirndruck-Messsonde implantiert werden.

Wache Patienten müssen nur in Ausnahmefällen primär operativ versorgt werden, dies betrifft in erster Linie offene Schädelfrakturen, perforierende Verletzungen und relativ große epidurale oder subdurale Hämatome (s. oben). In den beiden letztgenannten Fällen liegt die Indikationsstellung zur zeitnahen Operation in besonderem Maße im Ermessen des diensthabenden Neurochirurgen. Im Zweifel sollte bei grenzwertig großen Befunden eine Operation zur Sicherheit des Patienten indiziert werden.

3.3 Weiterbehandlung des Patienten

Ergibt sich aus der initialen Untersuchung und Diagnostik keine Notfallindikation zur chirurgischen Intervention, werden Patienten mit schwerem Schädel-Hirn-Trauma auf einer Intensivtherapiestation mit spezieller Expertise weiterbehandelt, zumal diese Patienten in den allermeisten Fällen intubiert, analgosediert und kontrolliert beatmet vom Rettungsteam an die Klinik übergeben werden. Wache Patienten, deren CT-Befund allerdings Potenzial für eine sekundäre klinische Verschlechterung bietet, können auch auf einer Intermediate-Care-Station überwacht werden. Lediglich bei Patienten mit einer Commotio cerebri ohne pathomorphologisches Substrat in der CT ist eine Überwachung auf einer peripheren Station mit regelmäßiger Dokumentation des GCS-Wertes möglich. Unmittelbares Ziel der intensivmedizinischen Behandlung ist die Herstellung einer physiologischen Homöostase mit Normotonie, Normoxie, Normokapnie und Normovolämie (Marehbian et al. 2017; Marion 1999; Spaite et al. 2017). Darüber hinaus ist Normothermie wichtig, da sie das Outcome von Patienten nach Schädel-Hirn-Trauma verbessert (Gaither et al. 2017).

Durch das Monitoring des Hirndruckes mittels intraparenchymatöser Sonde kann bei gleichzeitiger Messung des arteriellen Mitteldruckes der zerebrale Perfusionsdruck („cerebral perfusion pressure", CPP) überwacht und reguliert werden (Donelly et al. 2018; Marehbian et al. 2017). Für den CPP wird üblicherweise ein Wert um 60 mmHg angestrebt.

Zeigen die gemessenen Hirndruckwerte eine steigende Tendenz trotz intensiver konservativer Therapiemaßnahmen (Vertiefung der Analgosedierung, Reduktion von Pflegemaßnahmen, Oberkörperhochlagerung), ist eine erneute CT-Bildgebung erforderlich. Diese zeigt dann meist eine Zunahme der intrakraniellen Traumafolgen, was eine sekundäre Indikation zur operativen Versorgung zur Folge hat, sofern sich ein chirurgischer Therapieansatz bietet. Darüber hinaus dient die Bildgebung dem Ausschluss blutungsbedingter Komplikationen nach Anlage der Hirndrucksonde und auch zur Dokumentation der exakten Positionierung der Sonde, insbesondere wenn eine ventrikuläre Ableitung angestrebt wurde.

Zeigt sich im Verlauf der intensivmedizinischen Überwachung und Behandlung keine Progredienz der klinischen und neuroradiologischen Befunde, kann die Therapie konservativ verbleiben und bei beatmeten Patienten eine Entwöhnung von der Beatmung und Extubation erfolgen. Klinisch-neurologisch stabile Patienten, die je nach Verletzungsmuster hinreichend lange überwacht wurden, können auf die periphere Station bzw. zur Rehabilitationsbehandlung verlegt werden.

Die einzelnen chirurgischen Techniken zur operativen Therapie von Schädel-Hirn-Verletzungen in Abhängigkeit vom jeweiligen Verletzungsmuster werden ausführlich in ▶ Kap. 4 dargestellt.

Literatur

Denninghoff KR, Nuño T, Pauls Q, Yeatts SD, Silbergleit R, Palesch YY, Merck LH, Manley GT, Wright DW (2017) Prehospital intubation is associated with favorable outcomes and lower mortality in ProTECT III. Prehosp Emerg Care 21:539–544

Donnelly J, Czosnyka M, Adams H, Robba C, Steiner LA, Cardim D, Cabella B, Liu X, Ercole A, Hutchinson PJ, Menon DK, Aries MJH, Smielewski P (2018) Pressure reactivity-based optimal cerebral perfusion pressure in a traumatic brain injury cohort. Acta Neurochir Suppl 126:209–212

Gaither JB, Chikani V, Stolz U, Viscusi C, Denninghoff K, Barnhart B, Mullins T, Rice AD, Mhayamaguru M, Smith JJ, Keim SM, Bobrow BJ, Spaite DW (2017) Body temperature after EMS transport: association with traumatic brain injury outcomes. Prehosp Emerg Care 21:575–582

Marehbian J, Muehlschlegel S, Edlow BL, Hinson HE, Hwang DY (2017) Medical management of the severe traumatic brain injury patient. Neurocrit Care 27:430–446

Marion DW (1999) Emergency department management. In: Marion DW (Hrsg) Traumatic brain injury. Thieme, New York, S. 67–80

Spaite DW, Hu C, Bobrow BJ, Chikani V, Barnhart B, Gaither JB, Denninghoff KR, Adelson PD, Keim SM, Viscusi C, Mullins T, Rice AD, Sherrill D (2017) Association of out-of-hospital hypotension depth and duration with traumatic brain injury mortality. Ann Emerg Med 70:522–530

Verletzungsmuster beim Schädel-Hirn-Trauma und deren operative Versorgung

© Springer-Verlag GmbH Deutschland, ein Teil von Springer Nature 2019
A. König, U. Spetzger, *Neurochirurgische Therapie des Schädel-Hirn-Traumas*,
https://doi.org/10.1007/978-3-662-57928-2_4

4.1 Schädelimpressionsfraktur

4.1.1 Pathophysiologie

Kommt es im Rahmen eines Sturzes oder Schlages zu einer vorwiegend umschriebenen Gewalteinwirkung, kann es zu einer Schädelimpressionsfraktur kommen. Diese besteht meist aus mehreren Fragmenten, die oft fest miteinander verkeilt sind, da sich sehr häufig an Tabula interna und externa unterschiedliche Frakturlinien bilden. Dadurch ist intraoperativ eine unmittelbare Elevation der Fragmente meist nicht möglich, sondern es muss neben der Fraktur eine Bohrlochtrepanation angelegt werden (▶ Abschn. 4.1.4). In einigen Fällen führt die Impressionsfraktur zu einer Duraruptur oder gar einer Hirnkontusion. Gelegentlich wird ein assoziiertes Epiduralhämatom unter einer Schädelfraktur beobachtet. Liegt unter einer Schädelfraktur eine Zerreißung der Dura vor, handelt es sich um ein offenes Schädel-Hirn-Trauma.

4.1.2 Klinische Symptomatik

Schädelimpressionsfrakturen sind häufig klinisch asymptomatisch, die meisten Patienten sind bei Vorstellung in der Notaufnahme wach und weisen in einigen Fällen eine Riss-Quetsch-Wunde über der Fraktur auf (s. Abb. 4.2). Lediglich bei Patienten mit großer Hirnkontusion unter der Impressionsfraktur und bei polytraumatisierten Patienten mit begleitender schwerer Hirnverletzung können symptomatische epileptische Anfälle, Vigilanzminderung und fokale neurologische Defizite auftreten.

4.1.3 Radiologische Befunde

Die bildgebende Diagnostik der ersten Wahl ist eine kraniale CT, da sie die knöcherne Schädelverletzung in der Knochenfenster-Darstellung im Detail nachweist (◘ Abb. 4.1). In der Weichteilfenster-Darstellung können eventuelle Hirnkontusionen oder ein Epiduralhämatom unter der Impressionsfraktur identifiziert werden. Ist die Schädelimpressionsfraktur über venösen Hirnblutleitern lokalisiert (◘ Abb. 4.2), klärt eine CT-Angiographie eine eventuelle Gefäßverletzung.

Zur Verlaufskontrolle im Falle einer symptomatischen Hirnkontusion sollte bei Kindern, Jugendlichen und jungen Erwachsenen eine MRT wegen der Vermeidung einer Strahlenbelastung erfolgen.

Eine konventionelle Röntgenbildgebung ist heutzutage obsolet, da sie oft keine eindeutigen Informationen für die Indikationsstellung einer operativen Versorgung liefert.

4

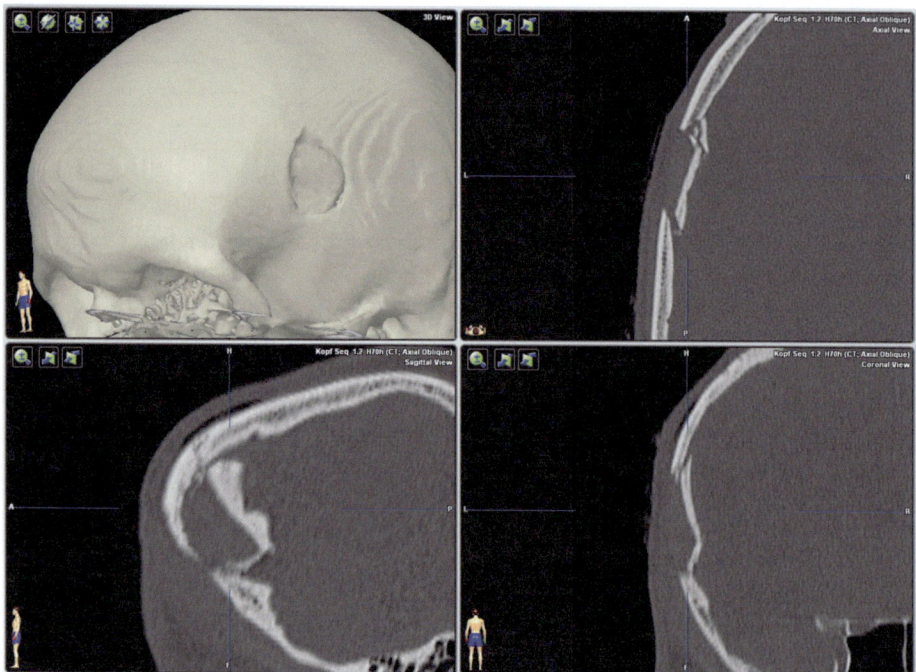

■ **Abb. 4.1**   Schädelimpressionfraktur frontolateral links nach Fahrradsturz, CT im Knochenfenster in drei Ebenen mit 3D-Rekonstruktion. Die Fragmente sind um mehr als Kalottenbreite imprimiert und liegen über einem eloquenten Areal des Zerebrums

4.1.4 Operative Versorgung

Indikationsstellung

Eine Notfallindikation zur sofortigen operativen Versorgung ergibt sich bei einer offenen Schädelimpressionsfraktur und/oder bei darunterliegendem Epiduralhämatom. Eine geschlossene Schädelimpressionsfraktur ohne assoziiertes Epiduralhämatom wird mit dringlicher Indikation versorgt, wobei eine Dislokation von Fragmenten von mindestens Kalottenbreite im Allgemeinen als Hauptkriterium für eine Operationsindikation angesehen wird. Liegt die Impression über eloquenten Arealen (z. B. Zentralregion), ist die Operationsindikation gegebenenfalls großzügiger zu stellen, um sekundäre Schädigungen des Zerebrums zu vermeiden. Kosmetisch ungünstige Impressionen im Bereich der unbehaarten Kopfhaut können auch ohne signifikante Fragmentdislokation nach intrakraniell eine relative bzw. elektive Operationsindikation darstellen. Eventuell ist eine alleinige Wundversorgung erforderlich, wenn zwar die Fraktur nicht operativ behandelt werden muss, aber eine größere Riss-Quetsch-Wunde vorliegt, die zusätzlich verschmutzt sein kann und in diesen Fällen gereinigt werden muss.

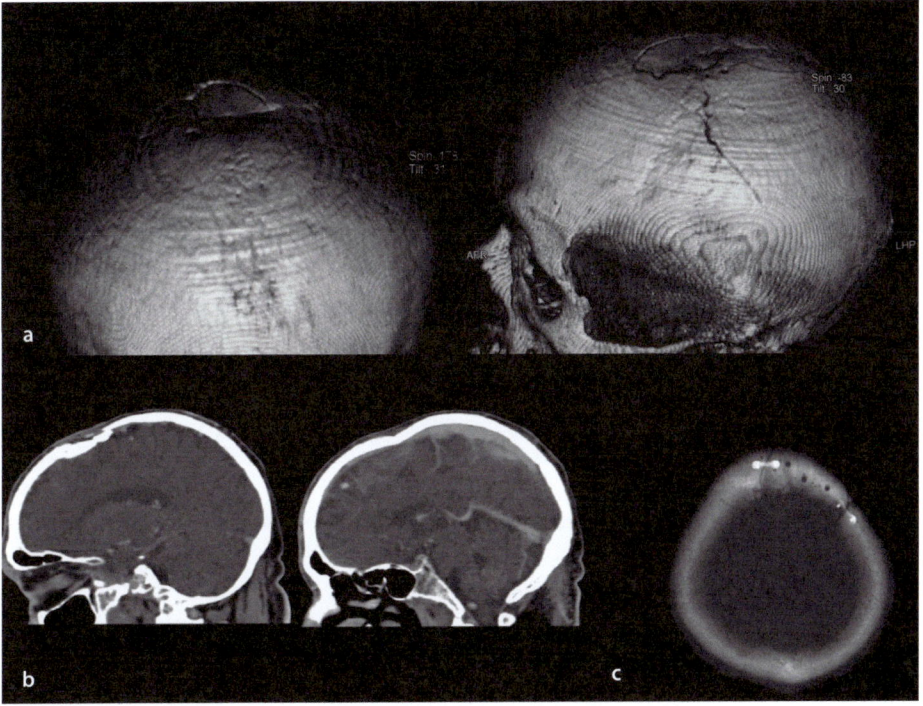

Abb. 4.2   a–c Komplexe, geschlossene Schädelimpressionsfraktur über der Zentralregion. CT-3D-Rekonstruktion (**a**), sagittale CT im Weichteilfenster (**b**), postoperatives Ergebnis in der axialen Knochenfenster-CT nach Rekonstruktion der Kalotte mit Polymethylmethacrylat und Miniplatten-Osteosynthese (**c**)

Chirurgische Technik

Bei einer Schädelverletzung mit Riss-Quetsch-Wunde (■ Abb. 4.3) muss gegebenenfalls zunächst die Wunde von Fremdkörpern befreit werden. Die Planung der Hautschnittführung muss bei gequetschten und kontaminierten Wundrändern und eventuellen Hautdefekten eine großzügige Exzision der betroffenen Areale und einen möglichst zugarmen Wundverschluss am Ende der Operation berücksichtigen.

Nach Einsetzen des Wundspreizers wird zunächst das Periost über der Tabula externa mit einem Raspatorium abgeschoben, um die Schädelimpressionsfraktur adäquat darzustellen (■ Abb. 4.4).

In den allermeisten Fällen sind die Knochenfragmente so fest verhakt, dass eine unmittelbare Elevation nicht möglich ist. Dies liegt daran, dass Tabula externa und interna unterschiedliche Frakturlinien aufweisen. Um die verkeilten Fragmente zu heben, wird daher neben der Impression zunächst eine Bohrlochtrepanation gesetzt (■ Abb. 4.5).

Von hier aus erfolgt dann die eigentliche Elevation der Fragmente mit einem Elevatorium nach Langenbeck (■ Abb. 4.6). Nun wird im knöchernen Defekt epidurales Blut

4

◨ **Abb. 4.3**   Offene Riss-Quetsch-Wunde über einer Kalottenimpressionsfraktur frontolateral links (Patient aus ◨ Abb. 4.3). Die Schnittführung muss bei größeren Hautdefekten eine Exzision der gequetschten und kontaminierten Wundränder sowie einen primären Wundverschluss am Ende der Operation berücksichtigen

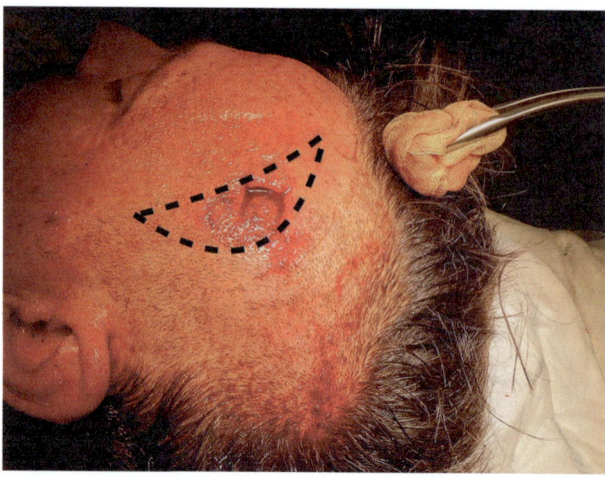

◨ **Abb. 4.4**   Intraoperativer Situs beim Patienten aus ◨ Abb. 4.3: Darstellung der Schädelimpressionsfraktur mit Dislokation der Fragmente nach intrakraniell um mehr als Kalottenbreite

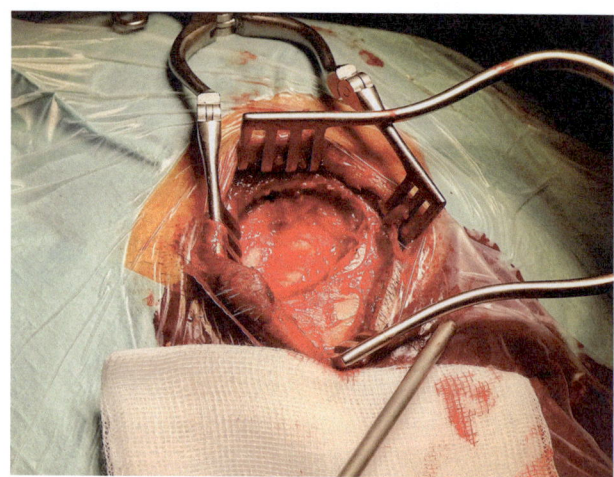

◨ **Abb. 4.5**   Setzen einer Bohrlochtrepanation neben der Schädelimpressionsfraktur, da die Fragmente üblicherweise fest verkeilt sind und dadurch nicht unmittelbar gehoben werden können (Patient aus ◨ Abb. 4.3)

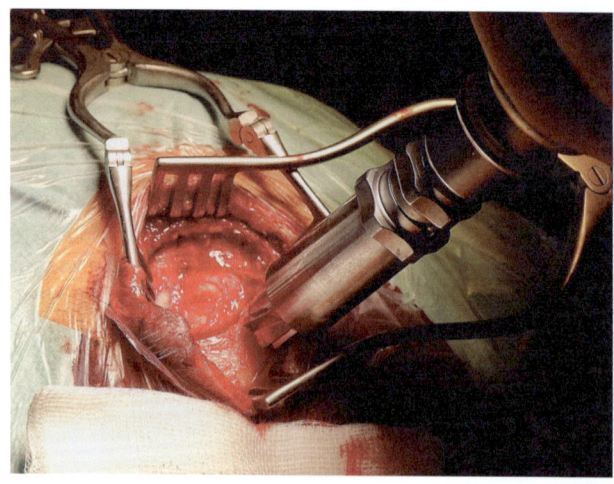

◘ **Abb. 4.6** Heben der imprimierten Fragmente mit dem Elevatorium von der Bohrlochtrepanation aus

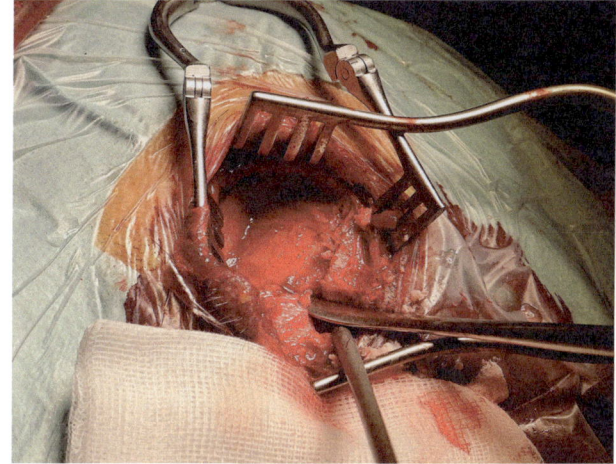

◘ **Abb. 4.7** Rekonstruktion der Tabula externa mit Hilfe von Titan-Mesh und Einlage einer Wunddrainage mit Sog zur Vermeidung eines Epiduralhämatoms

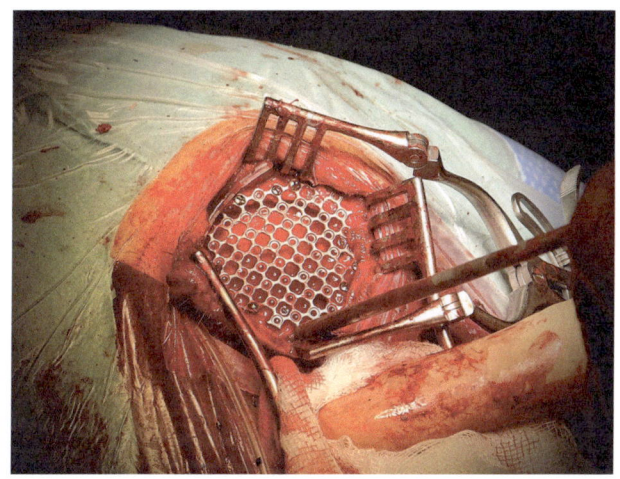

◘ **Abb. 4.8** Offene Schädelfraktur temporal links mit großem Weichteildefekt nach Kollision eines PKW mit einem Pferdegespann. Teilamputation des linken Ohres mit partieller Beteiligung des äußeren Gehörgangs

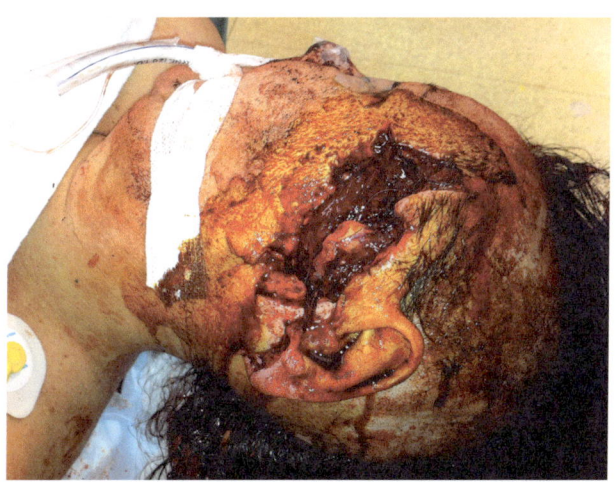

4

◘ **Abb. 4.9** Versorgte offene Schädelfraktur temporal links (Patientin aus ◘ Abb. 4.8). In diesem Fall war ein primärer Wundverschluss mit Refixieren des Ohres und Rekonstruktion des äußeren Gehörganges möglich

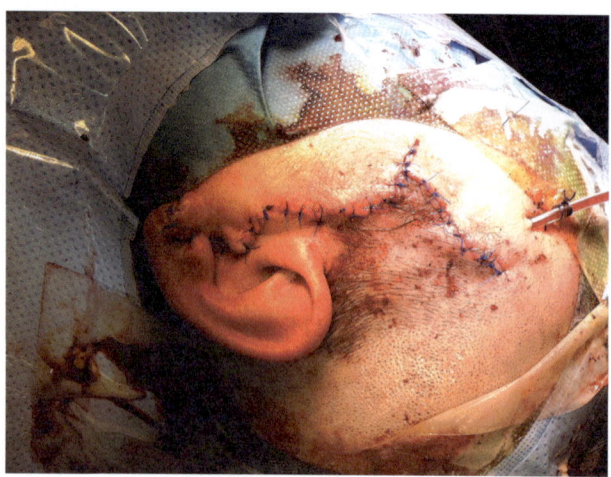

ausgespült bzw. abgesaugt. In einigen Fällen besteht eine Duraverletzung, diese wird mittels Vicryl-4–0-Naht verschlossen. Darüber hinaus sollte eine ausgiebige Spülung des Situs mit Ringer-Iod-Lösung im Mischungsverhältnis 1:1 erfolgen, insbesondere wenn neben der Duraruptur eine Hautläsion vorlag.

Sind größere Fragmente vorhanden, werden diese mit Mini-Osteosyntheseplättchen refixiert. Andernfalls kann der knöcherne Defekt auch kosmetisch adäquat mit einer Titan-Mesh-Plastik abgedeckt werden (◘ Abb. 4.7). Diese kann auch bei offenen Verletzungen mit potenziell kontaminierter Wunde eingesetzt werden, da bei Verwendung von Titan erfahrungsgemäß trotz Implantat keine erhöhte Infektionsgefahr vorliegt. Eine subgaleale Redondrainage verhindert eine Hämatombildung über und unter der Plastik.

Bei offenen Frakturen mit großem Weichteildefekt (◘ Abb. 4.8) muss zunächst ein Wunddebridement erfolgen. Hierbei wird avitales Gewebe entfernt und die Wunde mit Antiseptika gespült. Nach Versorgung der Schädelfraktur muss entschieden werden, ob ein suffizienter Primärverschluss der Weichteilverletzung möglich ist (◘ Abb. 4.9). Gegebenenfalls muss in einem Zweiteingriff durch einen Mund-Kiefer-Gesichtschirurgen oder einen plastischen Chirurgen eine Lappenplastik erfolgen.

4.1.5   Nachbehandlung und Nachsorge

In der Regel ist bei unauffälligem klinischen Verlauf eine einmalige frühe postoperative Bildgebung mittels CT ausreichend (◘ Abb. 4.10). Diese dient in erster Linie dem Ausschluss eines Epiduralhämatoms unter der Kranioplastik und dokumentiert die regelrechte Rekonstruktion der Schädelkalotte im ossären Fenster der CT. Bestand präoperativ eine offene Schädelverletzung (◘ Abb. 4.3), gilt der Wundheilung besonderes Augenmerk, ggf. muss das Nahtmaterial dann 3–5 Tage länger belassen werden.

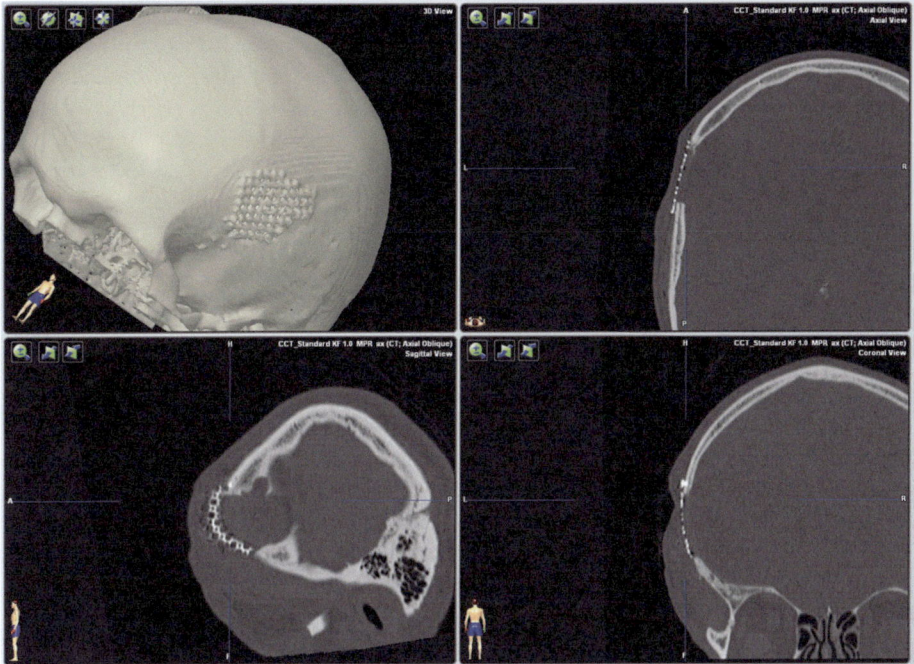

□ **Abb. 4.10** Postoperatives Ergebnis nach Versorgung einer Impressionsfraktur frontolateral links mittels Titan-Mesh-Plastik (Patient aus den □ Abb. 4.1, 4.2, 4.3, 4.4, 4.5, 4.6 und 4.7). CT im Knochenfenster in drei Ebenen mit 3D-Rekonstruktion

4.2 Epiduralhämatom

4.2.1 Pathophysiologie

Ein Epiduralhämatom ist in der überwiegenden Zahl der Fälle mit einer Kalottenfraktur assoziiert. Im Bereich des Os temporale, dem dünnsten Areal des Hirnschädels, führt diese typischerweise zu einer Ruptur der A. meningea media oder einer ihrer Äste. Die dadurch hervorgerufene arterielle Blutung verursacht innerhalb von Minuten eine lebensbedrohliche Raumforderung auf den Temporallappen, welcher in den Tentoriumschlitz herniert (sog. unkale Herniation) und das Mesenzephalon komprimiert, was zum einen eine progrediente Bewusstseinsstörung verursacht, zum anderen durch Kompression des N. oculomotorius zu einer ispilateralen Pupillenerweiterung und konsekutiven Anisokorie führt.

Eine weitere mögliche Blutungsquelle ist eine meist venöse Hämorrhagie aus dem Frakturspalt selbst. Dementsprechend entwickelt sich die Raumforderung durch das Epiduralhämatom langsamer, rasch progrediente Bewusstseinsstörungen sind seltener. Darüber hinaus können Frakturen über venösen Hirnblutleitern (Sinus sagittalis superior, Sinus transversus et sigmoideus) ein operationswürdiges Epiduralhämatom verursachen, da es ohne Behandlung zu einer Sinusthrombose mit venöser Stauung und konsekutiven zerebralen Stauungsblutungen kommen kann.

4

Normalerweise ist die Dura mit der Tabula interna des Schädelknochens fest ver-wachsen, durch die traumabedingte epidurale Blutung wird sie jedoch vom Knochen abgehoben und ein neuer Spaltraum geschaffen, der dann das Epiduralhämatom beinhaltet. Das Hirn selbst wird nur verdrängt und ist in der Regel nicht verletzt. Gelegent-lich zeigen sich in der Zone der Gewalteinwirkung auf den Schädel Hirnkontusionen.

4.2.2 Klinische Symptomatik

Rasch fortschreitende epidurale Blutungen, vor allem temporal (▶ Abschn. 4.2.1), gehen mit einer progredienten Bewusstseinstrübung einher, klassischerweise nach einem sogenannten freien Intervall. Dies bedeutet, dass der Patient am Unfallort noch wach und ansprechbar ist, beim Transport ins Krankenhaus oder dort später eine Vigilanzver-schlechterung aufweist. Bei foudroyantem Verlauf kann nach dem Bewusstseinsverlust eine Anisokorie zugunsten der betroffenen Seite auftreten. In diesem Fall müssen CT-Di-agnostik und operative Entlastung schnellstmöglich erfolgen, um Sekundärschäden für das Hirn aufgrund der Einklemmungssituation zu vermeiden (Zangbar et al. 2016).

4.2.3 Radiologische Befunde

Die kranielle CT zeigt im Weichteilfenster typischerweise das hyperintense, bikonvexe, intrakraniell gelegene Hämatom, welches das Zerebrum nach medial verdrängt (◘ Abb. 4.11 und 4.12). Im Knochenfenster wird meist eine Schädelkalottenfraktur nach-gewiesen, die mit dem Epiduralhämatom assoziiert ist.

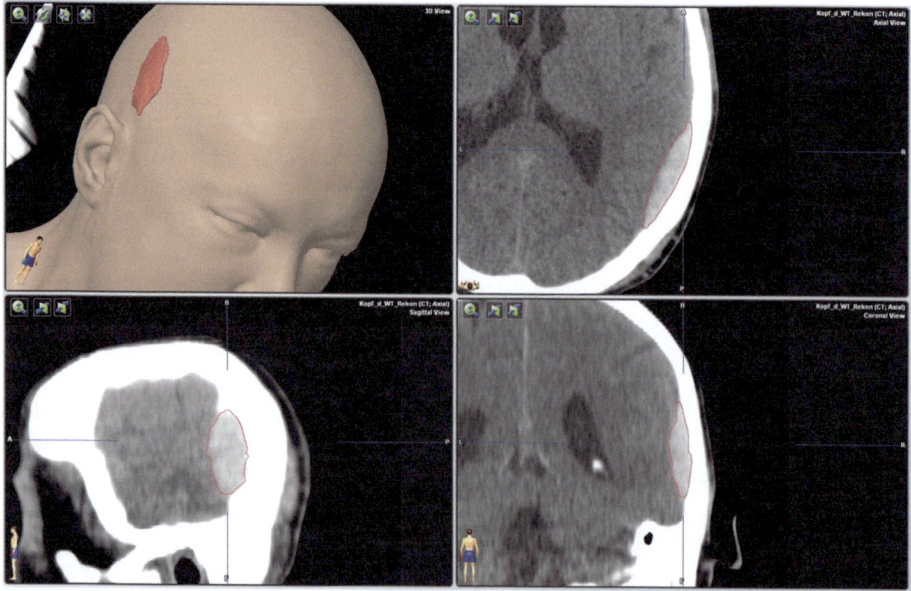

◘ **Abb. 4.11**   Schmales Epiduralhämatom temporal rechts mit leichter Raumforderung auf das Zerebrum. CT im Weichteilfenster mit 3D-Rekonstruktion

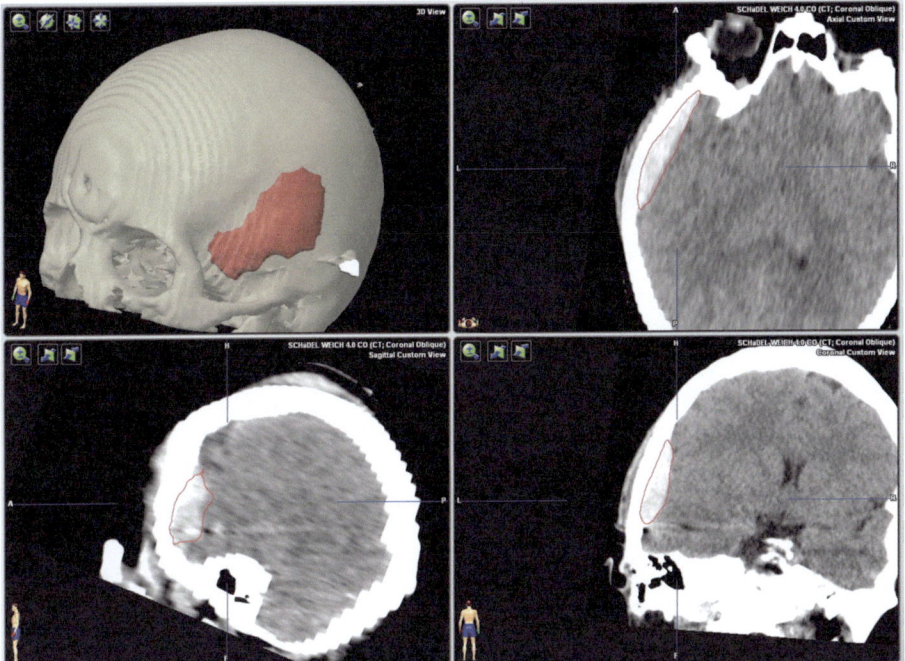

◻ Abb. 4.12   An typischer Stelle gelegenes Epiduralhämatom mit deutlicher Raumforderung auf den linken Temporallappen. CT im Weichteilfenster mit 3D-Rekonstruktion

Die häufigste Lokalisation ist temporal, da hier die Kalotte am dünnsten ist und daher schneller frakturiert als an anderen Lokalisationen der Konvexität (◻ Abb. 4.13). Darüber hinaus entsteht das Hämatom nicht ausschließlich als Frakturhämatom, sondern häufig durch eine konsekutive Ruptur der A. meningea media. Letztere kann nicht in der CT nachgewiesen werden, wird jedoch häufig intraoperativ verifiziert. Tritt das Hämatom an anderen Lokalisationen der Konvexität auf, ist praktisch immer eine assoziierte Kalottenfraktur als Ursache nachweisbar. Zudem findet man bei Orbitadachfrakturen gelegentlich frontobasale Epirduralhämatome.

Im Bereich der Mittellinie und retromastoidal entstehen epidurale Hämatome infolge einer Verletzung des Sinus sagittalis superior bzw. des Sinus sigmoideus. Dies ist insbesondere für die operative Versorgung relevant, da es bei der Kraniotomie zu einer profusen Blutung kommen kann und die Blutstillung sehr zügig erfolgen muss. Im Rahmen der kraniellen Computertomografie ist in diesen Fällen eine venöse CT-Angiographie sinnvoll, um ggf. die Sinusverletzung nachzuweisen.

4

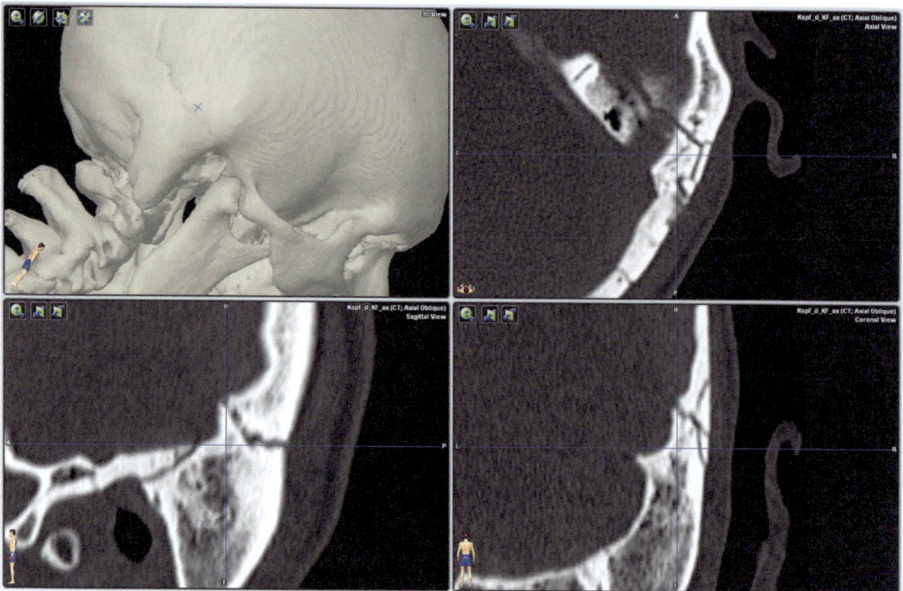

☐ **Abb. 4.13**   Schädelkalottenfraktur temporal rechts mit Felsenbeinlängsfraktur als Ursache eines Epiduralhämatoms (Patient aus ☐ Abb. 4.11). CT im Knochenfenster mit 3D-Rekonstruktion

4.2.4 **Operative Versorgung**

Indikationsstellung

Der operative Eingriff ist in aller Regel als Notfalleingriff indiziert, da eine unmittelbare oder zumindest potenziell lebensbedrohliche Situation für den Patienten besteht. Als wichtiges Kriterium für die Indikationsstellung zum operativen Eingriff gilt eine Hämatomdicke von mehr als Kalottenstärke, darüber hinaus stellen Lokalisation des Hämatoms, raumfordernder Effekt, eventuell assoziierte Kalottenfrakturen und klinischer Zustand des Patienten wichtige Parameter dar. Insbesondere bei bestehender Vigilanzstörung ist auch bei relativ kleinen Hämatomen eine Operationsindikation gegeben.

Chirurgische Technik

Der Hautschnitt kann meist als gerader Sperrerschnitt erfolgen, zumal wenn das Epiduralhämatom temporal an typischer Stelle liegt (☐ Abb. 4.14).

Die osteoplastische Kraniotomie erfolgt zentriert über dem Epiduralhämatom (☐ Abb. 4.15 und 4.16), wobei sie für eine suffiziente Versorgung nicht zwingend so groß sein muss wie das Hämatom – eine Größe von ca. 70 % ist meist ausreichend, um nach der Hämatomevakuation durch Durahochnähte den Epiduralraum zu reduzieren. Unmittelbar nach der Kraniotomie entlastet sich ein Teil des unter Druck stehenden Hämatoms spontan (☐ Abb. 4.17), der restliche Anteil wird abgesaugt. Hierbei ist darauf zu achten, dass auch Koagel unter den Trepanationsrändern evakuiert werden. Bei einem Epiduralhämatom an typischer Stelle im Schläfenbereich findet sich meist eine arterielle Blutung aus der A. meningea media, die mittels bipolarer Koagulation gestillt oder mittels Durahochnähten versorgt wird (☐ Abb. 4.18).

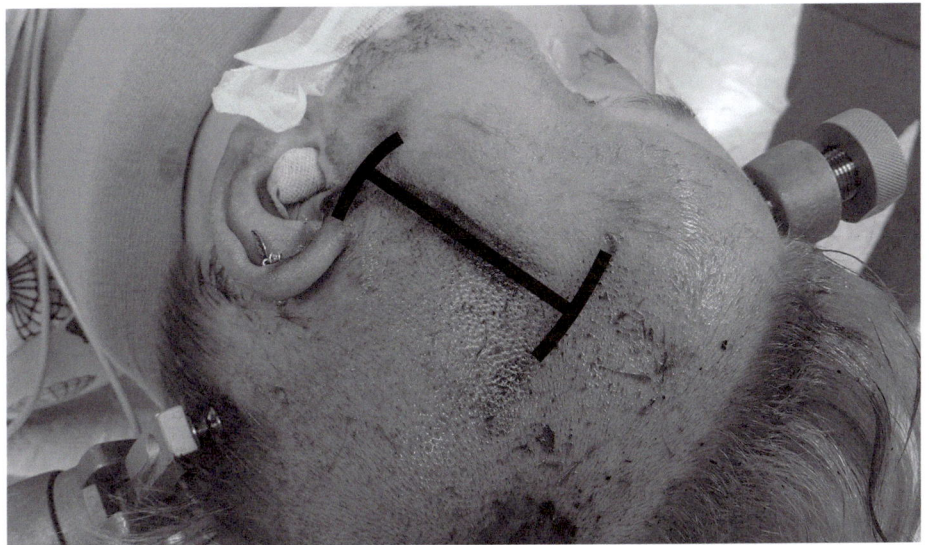

Abb. 4.14 Hautschnittführung (Sperrerschnitt) bei temporal lokalisiertem Epiduralhämatom. Der Kopf wird in der Mayfield-Halterung fixiert (Patientin aus ◻ Abb. 4.12)

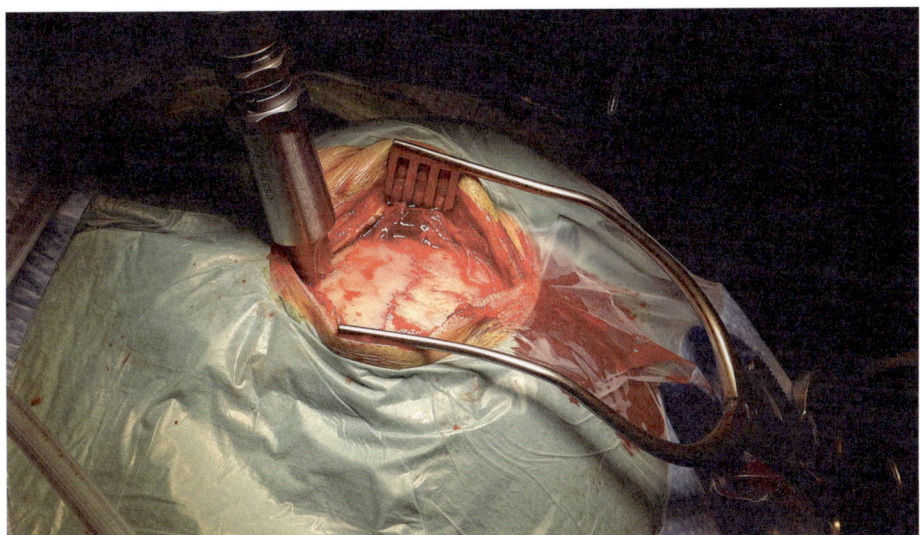

Abb. 4.15 Setzen einer basalen Bohrlochtrepanation mittels Trepanbohrer (Patientin aus ◻ Abb. 4.12)

4

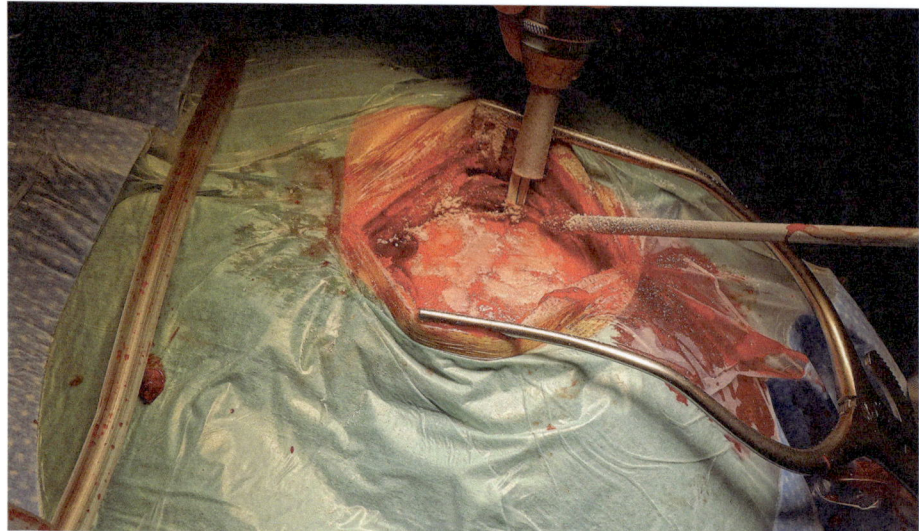

◾ **Abb. 4.16**   Ausfräsen eines osteoplastischen Knochendeckels temporal links mit dem Kraniotom

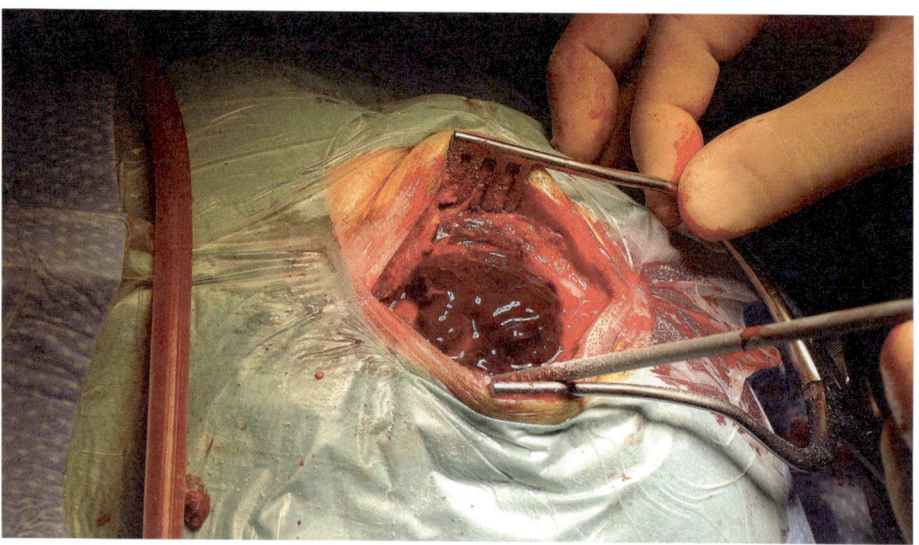

◾ **Abb. 4.17**   Darstellung des Epiduralhämatoms nach Heben des Knochendeckels

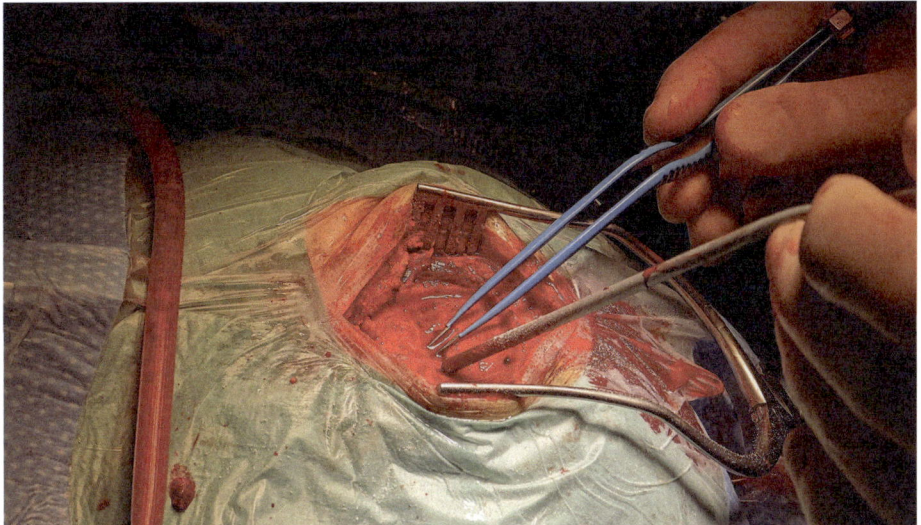

◘ **Abb. 4.18** Blutstillung mittels bipolarer Koagulation im Bereich der A. meningea media, deren Ruptur zur Blutung und Hämatombildung geführt hatte

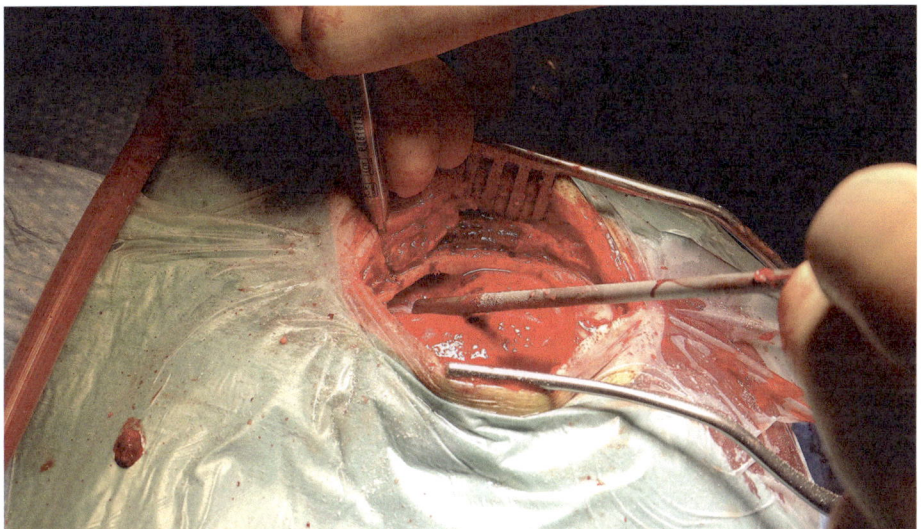

◘ **Abb. 4.19** Anlegen multipler kleiner Bohrlöcher für Durahochnähte zur Vermeidung eines Hämatomrezidivs mittels Drillbohrer

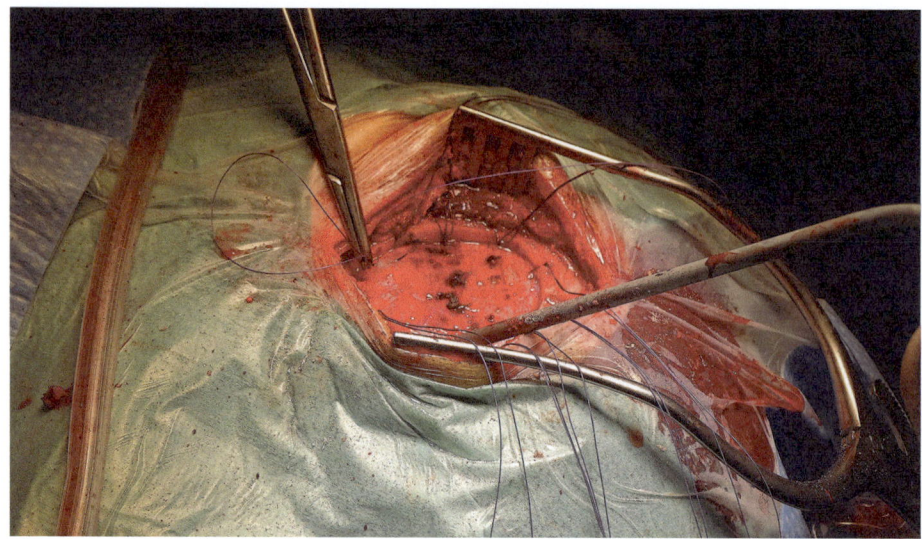

◻ **Abb. 4.20**   Anlage der Durahochnähte mit Vicryl 4-0 zur Vermeidung eines Rezidivhämatoms

Anschließend werden am Rand der Kranotomie multiple kleine Bohrlöcher für Durahochnähte angelegt (◻ Abb. 4.19). Danach werden die Hochnähte vorgelegt und geknüpft (◻ Abb. 4.20) und über das Bohrloch der Kraniotomie eine epidurale Sogdrainage eingelegt. Zuletzt wird der Knochendeckel fixiert und die Wunde verschlossen.

4.2.5 Weiterbehandlung und Nachsorge

Selbst bei präoperativer Bewusstseinsstörung kann nach der operativen Entlastung in aller Regel die unmittelbare Narkoseausleitung und Extubation des Patienten erfolgen, entweder direkt im Operationssaal oder nach einigen Stunden auf der Intensivtherapiestation. Der wesentliche Vorteil dabei liegt in der klinischen Beurteilbarkeit des Patienten.

Am ersten postoperativen Tag erfolgt eine kranielle CT (◻ Abb. 4.21), um die Hämatomevakuation zu dokumentieren. Ist der Patient im weiteren klinischen Verlauf unauffällig, sind keine weiteren bildgebenden Kontrolluntersuchungen erforderlich. Nur in einigen Fällen werden außer dem Epiduralhämatom Kontusionsblutungen diagnostiziert, diese sind gegebenenfalls im Verlauf bildgebend zu kontrollieren.

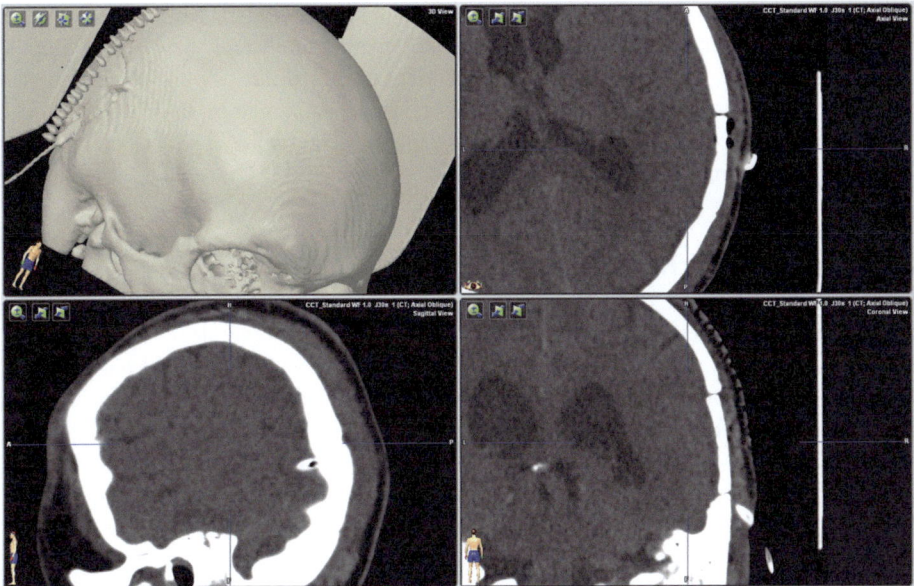

■ Abb. 4.21 Postoperativer Status nach Entlastung eines Epiduralhämatoms beim Patienten aus den ■ Abb. 4.11 und 4.13 mit einliegender epiduraler Drainage. Computertomogramm im Weichteilfenster mit 3D-Rekonstruktion

4.3 Akutes Subduralhämatom

4.3.1 Pathophysiologie

Dem akuten Subduralhämatom liegt eine umschriebene kortikale Gefäßverletzung bzw. die Blutung aus einer oberflächlichen Hirnkontusion mit Verletzung mehrerer kleiner Gefäße zugrunde. Normalerweise besteht kein Spaltraum zwischen Dura und Kortex, allerdings sind die beiden Strukturen gut gegeneinander verschieblich, daher kann im Falle einer vaskulären Läsion das Hämatom rasch Raum in dieser Verschiebeschicht einnehmen. Limitierend für die Ausbreitung eines akuten Subduralhämatoms ist der Gegendruck, den das Hirn im intrakraniellen Raum aufbaut. Bei einer begleitenden diffusen hemisphärischen Hirnverletzung mit traumabedingtem Hirnödem sind akute Subduralhämatome in der CT relativ schmal. Nach der operativen Entlastung mit Duraeröffnung können sich diese Hämatome rasch ausdehnen und mehrere Zentimeter dick werden, da sie sich aufgrund der Druckentlastung entfalten.

4.3.2 Klinische Symptomatik

Da dem akuten Subduralhämatom in der Regel ein schweres Trauma zugrunde liegt, sind korrelierend dazu die Patienten oft primär bewusstlos und müssen meist vom

Notarzt intubiert, analgosediert und kontrolliert beatmet werden. Kommt es zu einer Einklemmungssituation, lässt sich eine Anisokorie mit mittelweiter bzw. weiter Pupille auf der betroffenen Seite feststellen. Ist der Patient nicht primär bewusstlos, lassen sich aufgrund der Raumforderung durch das akute Subduralhämatom fokalneurologische Defizite wie Hemiparese und Aphasie diagnostizieren. Eventuell kommt es bereits in der Frühphase zu einem zerebralen Krampfanfall.

4.3.3 Radiologische Befunde

In der CT stellt sich ein akutes Subduralhämatom als hyperdense, sichelförmige Raumforderung dar, die nicht selten dem überwiegenden Teil einer Hemisphäre aufliegt (■ Abb. 4.22). Eventuell sieht man eine begleitende kortikale Kontusionsblutung. Bei massiver Raumforderung durch das Subduralhämatom ist der ipsilaterale Seitenventrikel komprimiert und es kommt zu einer Verlagerung der Mittellinienstrukturen. Letztere Kriterien untermauern neben der klinischen Symptomatik eine Notfallindikation zur Operation (▶ Abschn. 4.3.4).

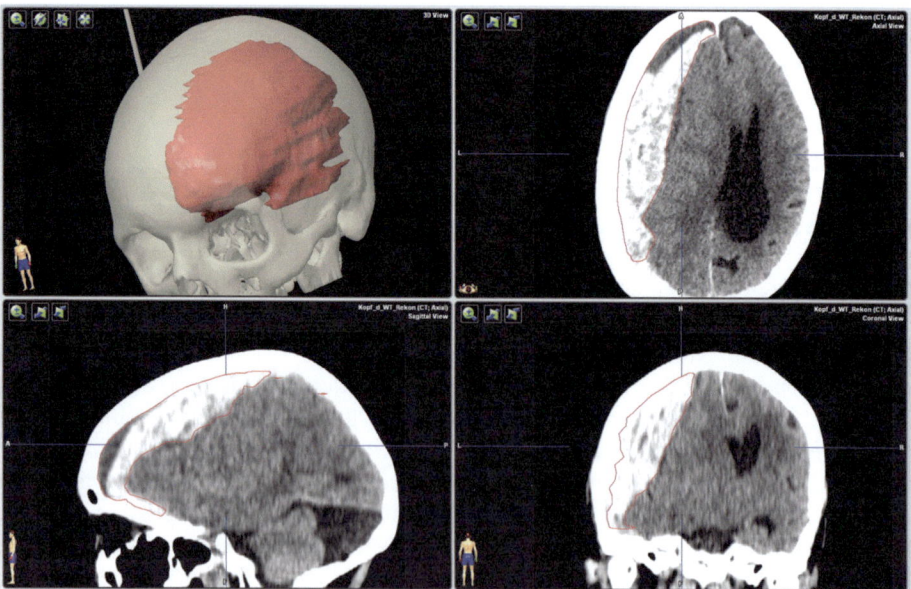

■ **Abb. 4.22**   Akutes Subduralhämatom frontotemporal links mit raumforderndem Effekt auf die Hemisphäre. Computertomogramm im Weichteilfenster mit 3D-Rekonstruktion

4.3.4 **Operative Versorgung**

Indikationsstellung

Der operative Eingriff ist in aller Regel als Notfalleingriff indiziert, da eine unmittelbare oder zumindest potenziell lebensbedrohliche Situation für den Patienten besteht. Als wichtiges Kriterium für die Indikationsstellung zum operativen Eingriff gilt eine Hämatomdicke von mehr als Kalottenstärke, darüber hinaus stellen Lokalisation des Hämatoms, raumfordernder Effekt (Mittellinienverlagerung, Kompression der Seitenventrikel in der CT) und klinischer Zustand des Patienten wichtige Parameter dar (Orlando et al. 2018). Insbesondere bei bestehender Vigilanzstörung ist auch bei relativ kleinen Hämatomen eine Operationsindikation gegeben.

Chirurgische Technik

Der Hautschnitt kann meist als gerader frontotemporaler Sperrerschnitt erfolgen (◘ Abb. 4.23), damit wird die überwiegende Anzahl der akuten Subduralhämatome gut erreicht.

Die osteoplastische Kraniotomie erfolgt zentriert über dem Subduralhämatom (◘ Abb. 4.24 und 4.25), wobei sie für eine suffiziente Versorgung nicht zwingend so

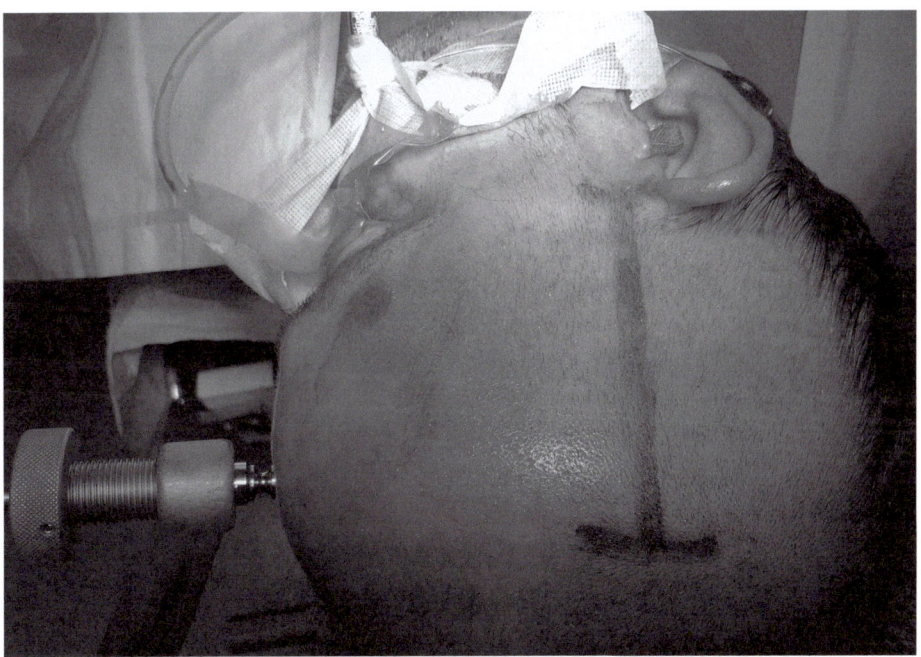

◘ **Abb. 4.23** Hautschnittführung (Sperrerschnitt) bei frontotemporal lokalisiertem akutem Subduralhämatom. Der Kopf wird in der Mayfield-Halterung fixiert

4

◨ **Abb. 4.24** Setzen einer basalen Bohrlochtrepanation mittels Trepanbohrer (Patient aus ◨ Abb. 4.23)

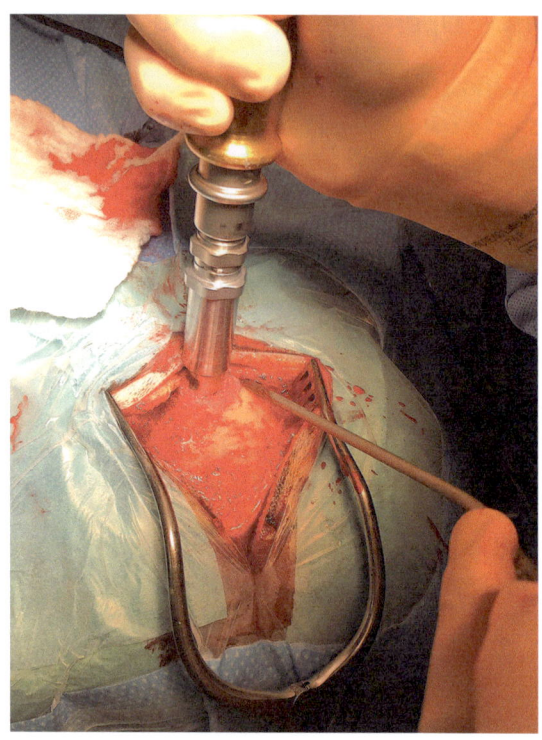

◨ **Abb. 4.25** Ausfräsen eines osteoplastischen Knochendeckels frontotemporal rechts mit dem Kraniotom

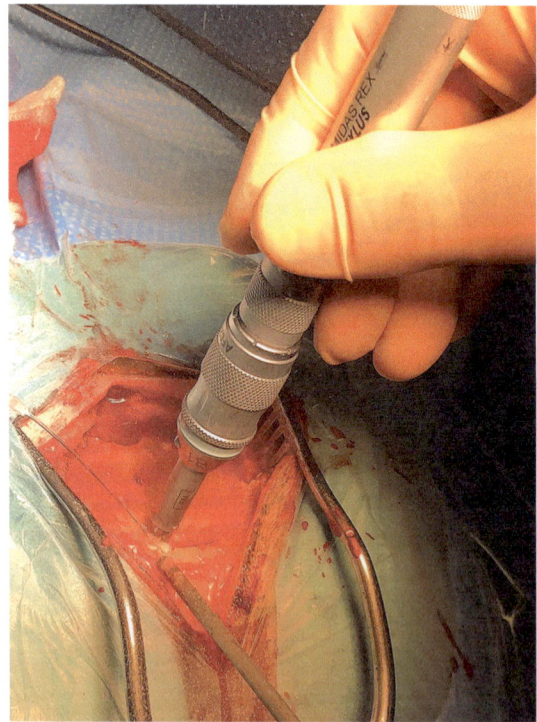

groß sein muss wie das Hämatom, da Letzteres durch Absaugen unter den Durarän- dern gut zu evakuieren ist (s. Abb. 4.28). Während der bogenförmigen und meist nach basal gestielten Duraeröffnung entleert sich aufgrund des hohen intrakraniellen Druckes ein Teil des Subduralhämatoms spontan (◨ Abb. 4.26 und 4.27). Weitere Koagel wer- den unter Spülung abgesaugt und der Kortex im Bereich der Duraeröffnung dargestellt. Eventuell muss eine kortikale Kontusionsblutung als Quelle des Subduralhämatoms mit- tels bipolarer Koagulation versorgt werden. Danach wird der Subduralraum mit Hilfe eines Hirnspatels in alle Richtungen inspiziert, um weitere Koagel zu evakuieren und eine eventuelle Blutungsquelle zu identifizieren (◨ Abb. 4.28). Blutungsquellen können rupturierte Brückenvenen, kortikale Venen, kortikale Arterien oder Kombinationen dieser Gefäßverletzungen aufgrund einer größeren Kontusion (vgl. oben) sein. Der Ver- schluss der Dura gelingt aufgrund der signifikant verringerten intrakraniellen Raum- forderung danach problemlos.

◨ **Abb. 4.26**   Beginn der Duraeröffnung, wobei das akute Subduralhämatom unmittelbar sichtbar wird

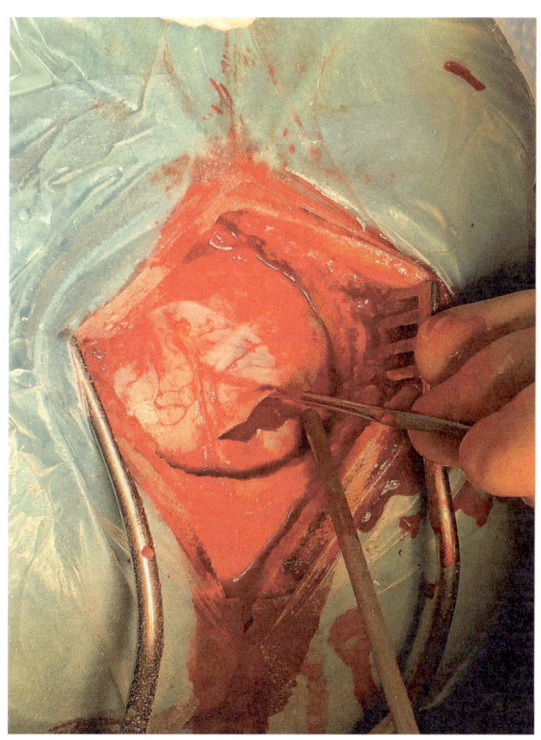

■ **Abb. 4.27**   Die Dura wird bogenförmig und nach basal gestielt
eröffnet. Teile des Hämatoms sind
flüssig, der Hauptanteil besteht
jedoch aus Blutkoageln

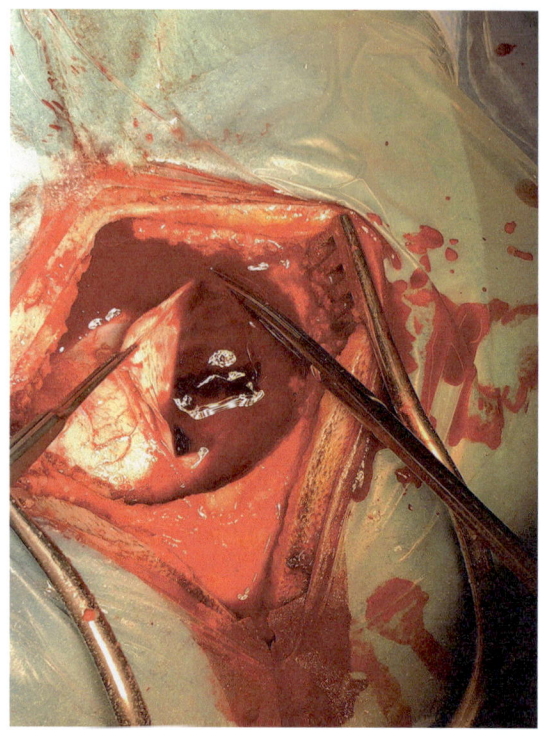

■ **Abb. 4.28**   Der Subduralraum
muss in alle Richtungen hin syste-
matisch mit Hilfe eines Hirnspatels
inspiziert werden, um das gesamte
Hämatom zu evakuieren und um
eventuelle aktive Blutungsquellen
zu erkennen. In diesem Fall musste
eine rupturierte kortikale Vene
mittel bipolarer Koagulation versorgt
werden

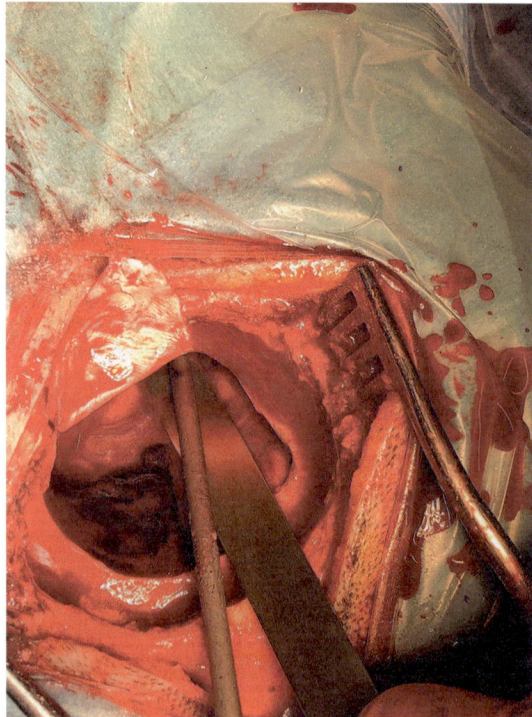

4.3.5 Weiterbehandlung und Nachsorge

Patienten mit akutem Subduralhämatom kommen meist wegen der primären Bewusstlosigkeit aufgrund der Schwere der Verletzung intubiert, analgosediert und beatmet in die Klinik. Zur Hirnprotektion und zur Vermeidung einer Nachblutung verbleiben sie postoperativ typischerweise bis zum ersten postoperativen Tag intubiert, analgosediert und kontrolliert beatmet. Dann erfolgt eine CT-Kontrolluntersuchung (◘ Abb. 4.29). Zeigt sich hier kein relevantes Rest- oder Rezidivhämatom, wird mit der Entwöhnung von der Beatmung begonnen, da durch die reduzierte Raumforderung mit einer Verbesserung der Vigilanz zu rechnen ist. Liegt keine schwerwiegendere Hirnverletzung als Ursache des akuten Subduralhämatoms vor, gelingt meist nach wenigen Stunden die Extubation.

In einigen Fällen zeigt die CT-Kontrolluntersuchung am ersten postoperativen Tag eine Zunahme der hemisphärischen Schwellung trotz Entlastung des akuten Subduralhämatoms aufgrund einer diffusen Hirnverletzung. In diesen Fällen verbleibt der Patient analgosediert und beatmet, außerdem ist die Anlage einer intraparenchymatösen Hirndruck-Messsonde indiziert, um ein kontinuierliches Monitoring zu gewährleisten. Kommt es zur therapieresistenten Hirndrucksteigerung, ist unter Umständen eine dekompressive Hemikraniektomie indiziert (► Abschn. 4.5).

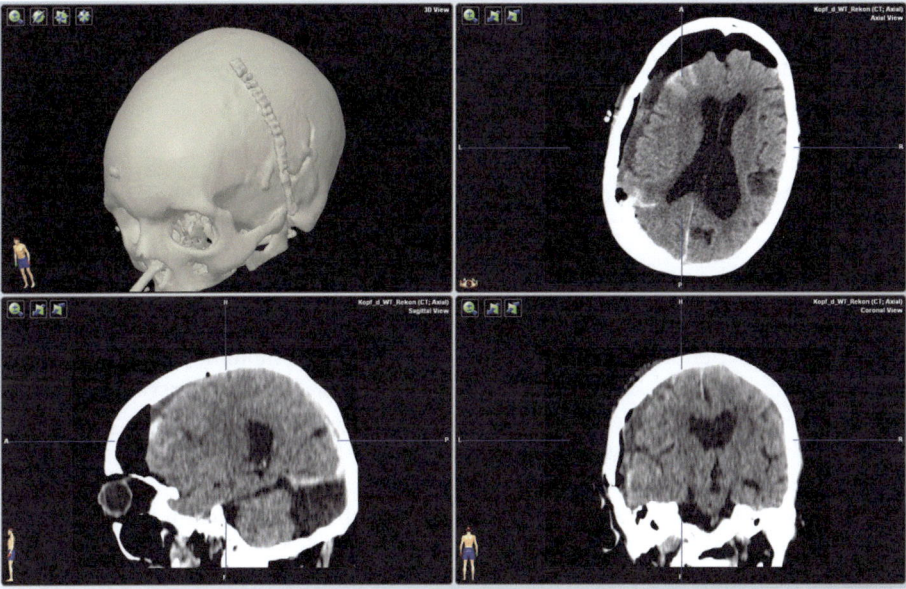

◘ **Abb. 4.29** Postoperativer Status nach Entlastung eines akuten Subduralhämatoms beim Patienten aus ◘ Abb. 4.22 mit signifikant reduzierter Raumforderung. Computertomogramm im Weichteilfenster mit 3D-Rekonstruktion

4

Nach dem stationären Aufenthalt ist meist eine neurologische Rehabilitationsbehandlung angezeigt, insbesondere bei persistierenden fokalneurologischen Defiziten. Bei gutem Verlauf erfolgt nach 3 Wochen eine CT-Kontrolle zum Ausschluss von relevanten chronifizierten Hämatomanteilen, insbesondere wenn unmittelbar postoperativ noch Hämatomreste nachweisbar waren.

4.4 Intraparenchymatöse Kontusionsblutung

4.4.1 Pathophysiologie

Bei einem Anprall des Kopfes bzw. bei einem Schlag auf den Kopf wird der Schädel gegen das Hirn beschleunigt und es kann zu einer kortikalen oder subkortikalen Verletzung kommen. Gefäßläsionen bedingen dann intraparenchymatöse Kontusionsblutungen.

Bei größerer Gewalt wird das Hirn ebenfalls beschleunigt und schlägt auf der Gegenseite gegen den Schädel (Contrecoup), wenn dieser auf einen harten Gegenstand aufschlägt bzw. seinen maximalen Bewegungsausschlag erreicht hat. Somit finden sich des Öfteren zusätzliche oder ausschließliche Kontusionsblutungen auf der gegenüberliegenden Seite der Gewalteinwirkung. Die Bewegung des Hirns kann durch Bildung einer Kavität einen negativen Druck erzeugen, der ebenfalls zum Parenchymschaden führt.

Typische Lokalisationen für Kontusionsblutungen sind frontal und frontobasal sowie temporal und temporobasal. Hier können Brückenvenen im Bereich der Schädelbasis rupturieren und eine Blutung verursachen.

4.4.2 Klinische Symptomatik

Je nach Größe und Lokalisation variiert die klinische Symptomatik von zerebralen Kontusionsblutungen. Kleinere Befunde (<3 cm) verursachen häufig Zephalgien und Übelkeit.

Bei größeren Befunden (>3 cm) kommen oft fokale Symptome hinzu, bei frontaler bzw. frontobasaler Lokalisation sind dies z. B. Desorientiertheit, psychomotorische Unruhe, Wesensveränderung und Enthemmung. Gelegentlich werden zerebrale Krampfanfälle beobachtet, die konsequent behandelt werden müssen, um Sekundärschäden zu vermeiden.

Bei progredienten und/oder multiplen Kontusionsblutungen kommt es zur Bewusstseinsstörung bzw. zum Bewusstseinsverlust. In diesen Fällen ist in Zusammenschau mit dem CT-Befund mitunter eine operative Maßnahme indiziert.

4.4.3 **Radiologische Befunde**

Zerebrale Kontusionsblutungen imponieren in der Computertomographie als runde, hyperdense, intraparenchymatös gelegene Läsionen (■ Abb. 4.30). Typische Lokalisationen sind frontal und frontobasal bzw. temporal und temporobasal. Bei atypischen Lokalisationen muss auch eine spontane intrazerebrale Blutung mit nachfolgendem Sturz bzw. Schädel-Hirn-Trauma kausal in Betracht gezogen werden.

An der Stelle der Gewalteinwirkung kann unter Umständen ein Galeahämatom in unmittelbarer Nähe der Kontusion detektiert werden. Wie oben beschrieben, können in einigen Fällen sogenannte Contrecoup-Kontusionen beobachtet werden, die der Stelle der Gewalteinwirkung gegenüberliegen.

Erreicht die Blutung die Kortexoberfläche, kann gelegentlich ein begleitendes akutes Subduralhämatom beobachtet werden (■ Abb. 4.31).

In den ersten Tagen nach dem Trauma zeigen Verlaufsuntersuchungen häufig ein perifokales Ödem, welches teils durch den raumfordernden Effekt auf das Hirn und teils durch eine beginnende Resorption der Blutung bedingt ist (■ Abb. 4.32). Darüber hinaus weist die Mehrzahl der Patienten eine Größenzunahme der Kontusionsblutungen im Verlauf auf (Carnevale et al. 2018).

Große Blutungen führen oft zu einer erheblichen Raumforderung mit Mittellinienverlagerung sowie Kompression des ipsilateralen Seitenventrikels, hier ergibt sich meist eine Indikation zur chirurgischen Evakuation (■ Abb. 4.33).

■ **Abb. 4.30** Frische bitemporale Kontusionsblutungen mit hyperdensem Signal nach Schädel-Hirn-Trauma. In diesem Fall kam die Gewalteinwirkung von rechts temporal, in der unmittelbaren Folge trat eine Contrecoup-Läsion links auf. Native axiale CT

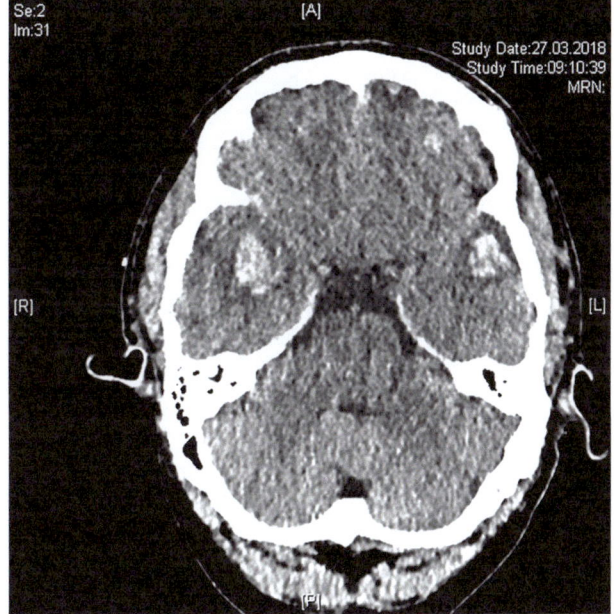

4

◘ Abb. 4.31 Kontusionsblutung frontobasal rechts
mit assoziiertem akutem
Subduralhämatom. Des
Weiteren findet sich
eine traumatische Sub-
arachnoidalblutung. Auf-
grund der konsekutiven
Raumforderung besteht
eine Notfallindikation zur
operativen Entlastung.
Native axiale CT

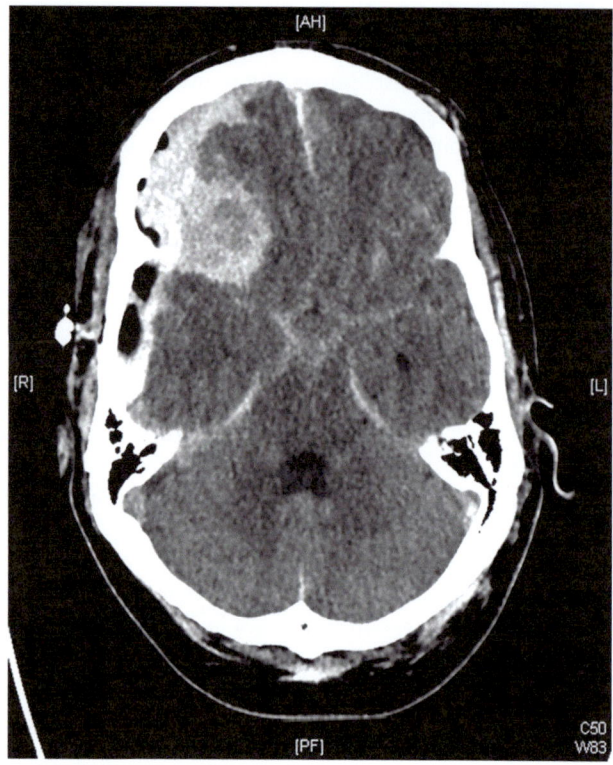

◘ Abb. 4.32 Bitemporale
und frontobasale Kontusionsblutungen eine Woche nach
Schädel-Hirn-Trauma. Die
Blutungen befinden sich im
Stadium der Resorption, welche mit einer Zunahme des
perifokalen Ödems einher-
geht. Native axiale CT

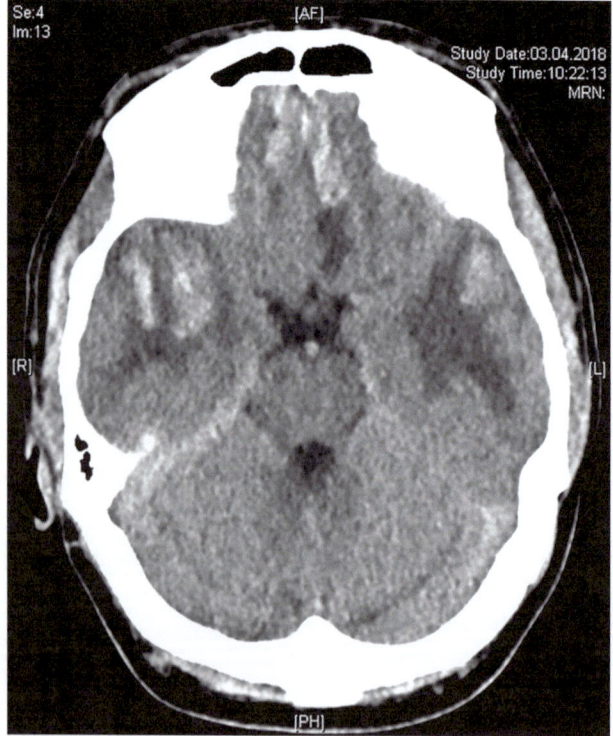

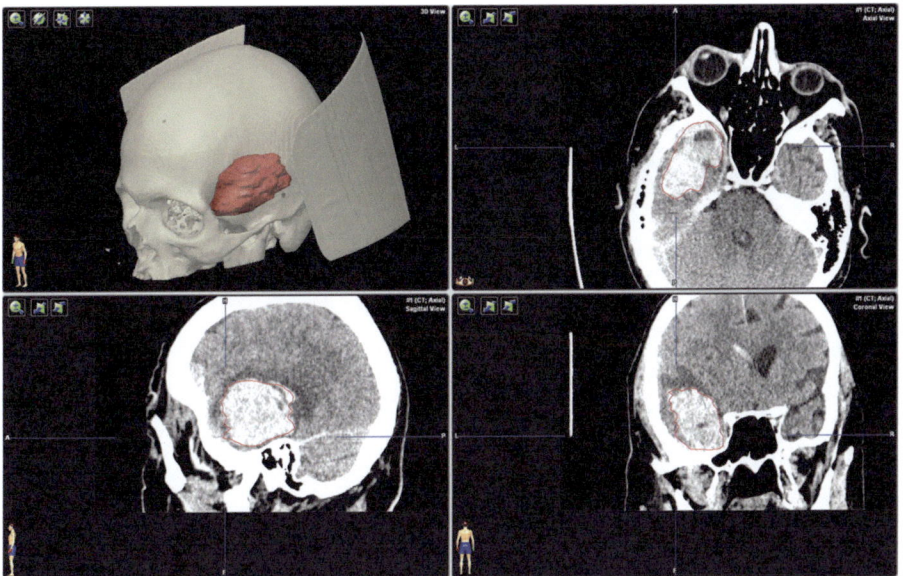

☐ Abb. 4.33 Große Kontusionsblutung temporal links mit Kompression des ipsilateralen Seitenventrikels und Mittellinienverlagerung. Notfallindikation zur operativen Entlastung. CT im Weichteilfenster mit 3D-Rekonstruktion

4.4.4 Operative Versorgung

Indikationsstellung

Große Blutungen mit einem Durchmesser deutlich über 3 cm bedingen oft eine erhebliche Raumforderung mit Mittellinienverlagerung sowie Kompression des ipsilateralen Seitenventrikels und sind daher meist mit einer Notfallindikation operationspflichtig, wenn keine anderen Gründe (hohes Lebensalter, maligne Grunderkrankung, desolater klinisch-neurologischer Zustand o. Ä.) gegen eine Operation sprechen (☐ Abb. 4.33).

Chirurgische Technik

Hautschnitt und Kraniotomie werden typischerweise so lokalisiert und über der Blutung zentriert, dass der Zugangsweg durch das Hirnparenchym möglichst kurz ist. Es handelt sich im Regelfall um einfache Standardkraniotomien wie beim Epi- oder Subduralhämatom (▸ Abschn. 4.3.4). Meist bieten sich relativ kurze Sperrerschnitte im Bereich der behaarten Kopfhaut an. Bei frontolateralen Kontusionsblutungen eignet sich unter Umständen ein bogenförmiger Hautschnitt an der Stirn-Haar-Grenze. Bei sehr weit frontobasal gelegenen Hämatomen ist ein Augenbrauenschnitt möglich, falls die Stirnhöhlen des Patienten nicht exorbitant groß sind.

Nach Watteumlegung erfolgt die Durainzision unter Mikroskopsicht (☐ Abb. 4.34 und 4.35). Aufgrund der Raumforderung der Blutung prolabiert das Hirn danach meist leicht (☐ Abb. 4.36). Die Arachnoidea- und Kortexinzision wird mit der bipolaren Pinzette vorbereitet und mit einer spitzen Mikroschere ausgeführt.

4

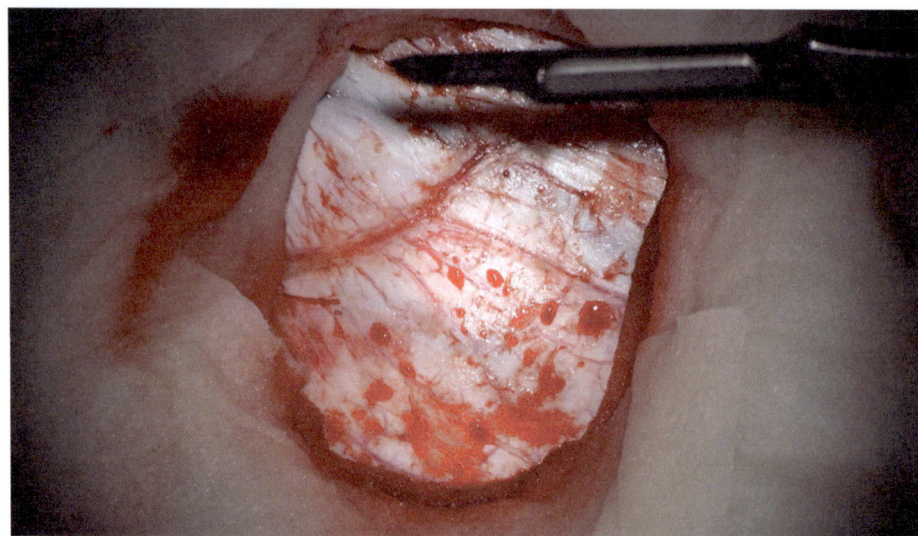

◻ **Abb. 4.34**   Beginn der Durainzision mit einem Skalpell unter Mikroskopsicht

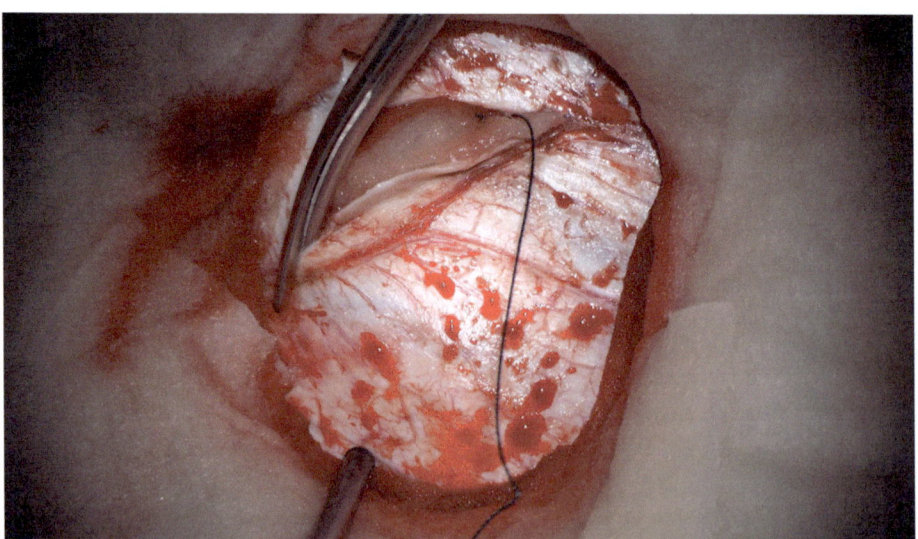

◻ **Abb. 4.35**   Bogenförmige Inzision der Dura mater mit Auflage von Watte auf den Kortex zur Protektion des darunter gelegenen Zerebrums

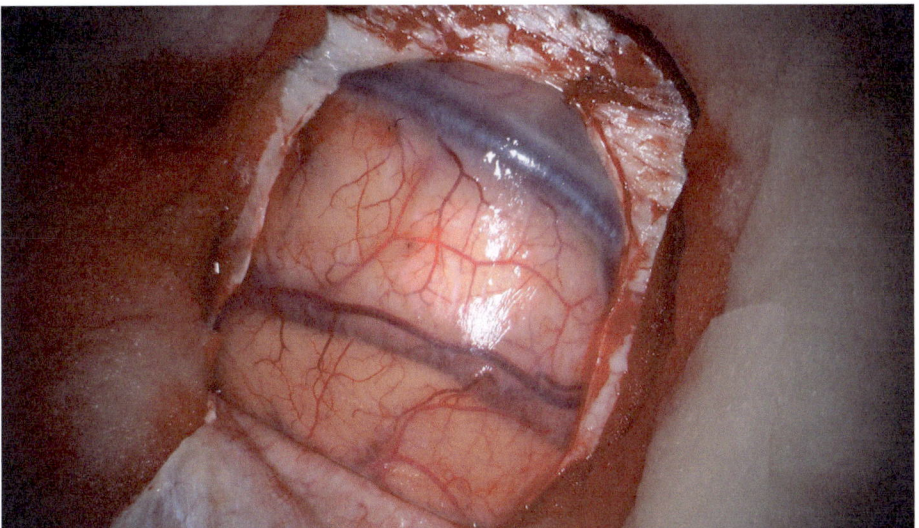

Abb. 4.36 Vollständige Eröffnung der Dura mater mit leicht prolabiertem Zerebrum aufgrund der Raumforderung durch die intrazerebrale Kontusionsblutung

An den Inzisionsrändern sollte eine subtile Blutstillung mittels bipolarer Koagulation erfolgen (■ Abb. 4.37). Ist das intrazerebrale Hämatom erreicht, wird es sukzessive mit dem Sauger evakuiert (■ Abb. 4.38). Die anschließende Blutstillung in der Hämatomhöhle erfolgt teils durch Auflage von Watte, teils durch gezielt bipolare Koagulation unter stetiger Spülung (■ Abb. 4.39 und 4.40). Die Blutstillung kann sich durch eine lokale oder generalisierte Autoregulationsstörung der zerebralen Perfusion schwierig gestalten. Optional kann die Hämatomhöhle zusätzlich mit hämostyptischem Material

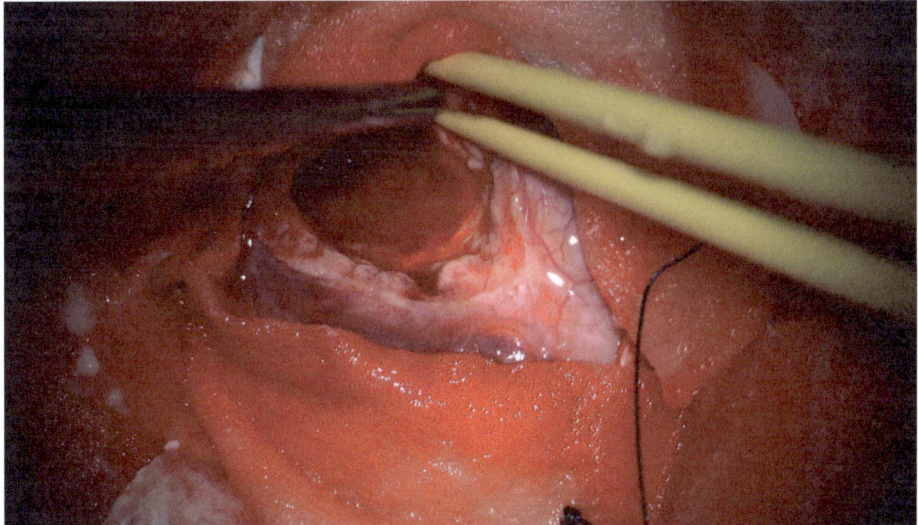

Abb. 4.37 Unmittelbar nach der Kortexinzision muss eine Blutungsstillung am Inzisionsrand mit der bipolaren Pinzette erfolgen

4

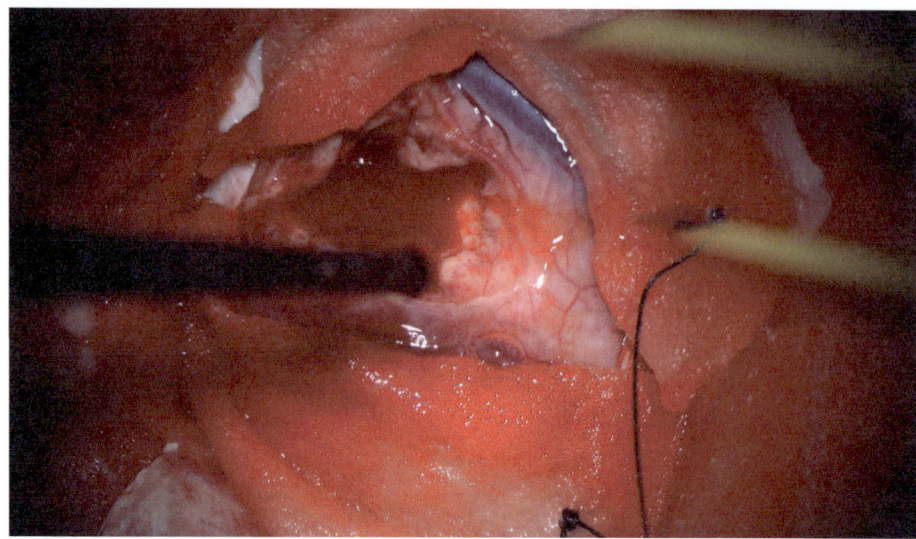

◘ **Abb. 4.38**   Evakuation des intrazerebralen Hämatoms mit dem Sauger

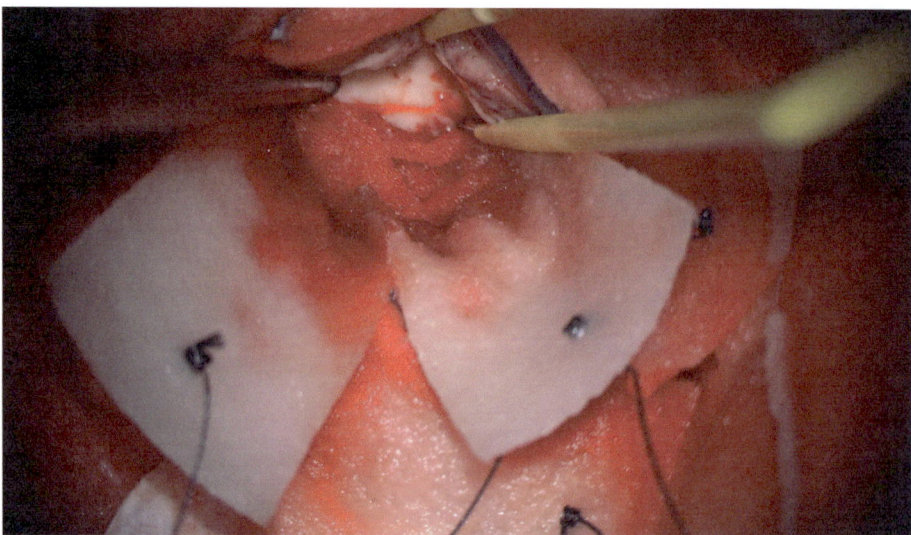

◘ **Abb. 4.39**   Inspektion der Blutungshöhle und gegebenenfalls Blutstillung mittels bipolarer Koagulation

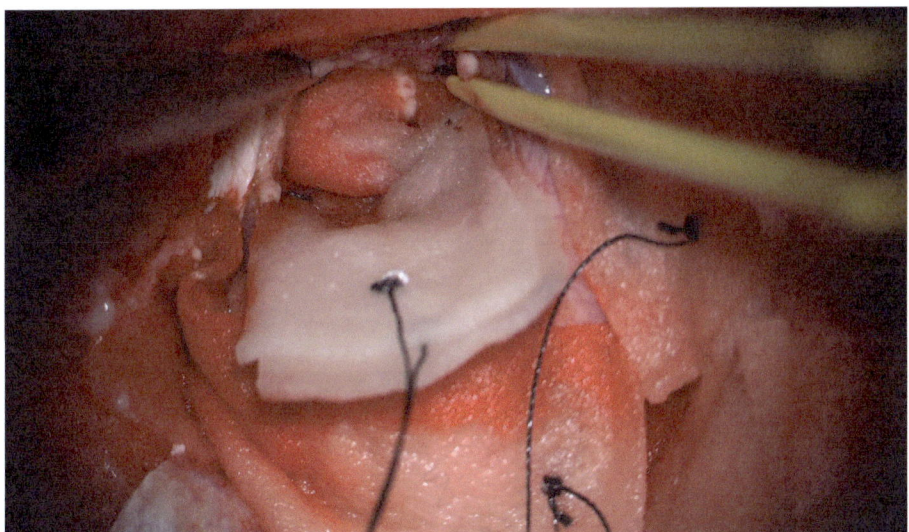

■ **Abb. 4.40**   Die endgültige Blutstillung gelingt oft durch Auflage von feuchten Watten und Zuwarten für einige Minuten. Die Rücknahme der Watten sollte unter stetiger Spülung erfolgen, um Adhäsionen und damit erneute Blutungen zu vermeiden

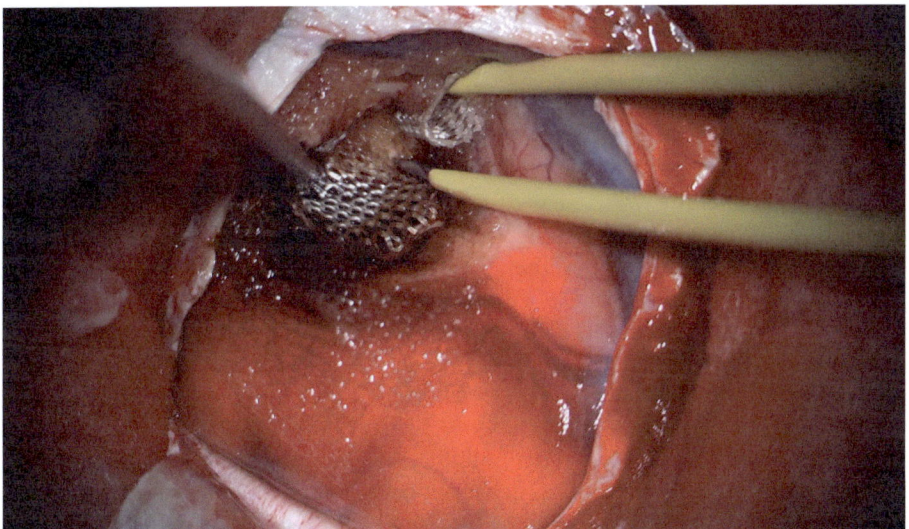

■ **Abb. 4.41**   Die Auflage von hämostyptischem Material (z. B. Tabotamp®) kann eine sichere Blutstillung unterstützen

4

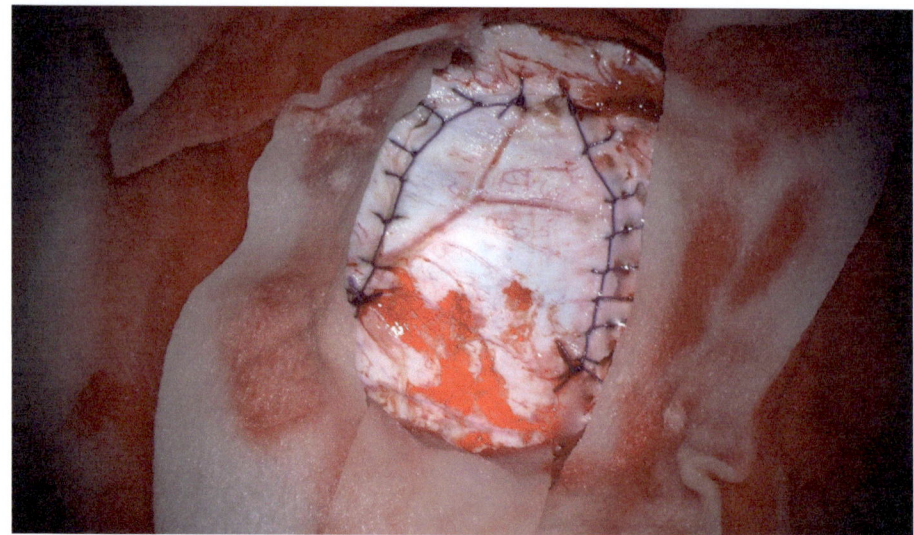

■ **Abb. 4.42** Aufgrund der reduzierten Raumforderung nach Evakuation des intrazerebralen Hämatoms gelingt in der Regel ein fortlaufender Duraverschluss

(z. B. Tabotamp®) ausgekleidet werden (■ Abb. 4.41). Durch die Reduktion der Raumforderung nach Hämatomentlastung gelingt der fortlaufende Duraverschluss im Regelfall ohne Schwierigkeit (■ Abb. 4.42).

4.4.5 Weiterbehandlung und Nachsorge

Patienten mit operativ versorgten Kontusionsblutungen verbleiben typischerweise bis zum ersten postoperativen Tag intubiert, analgosediert und beatmet auf der Intensivtherapiestation. Ziel der Therapie ist es, Blutdruckspitzen zu vermeiden und dadurch das Nachblutungsrisiko zu senken. Zeigt die CT-Kontrolluntersuchung am ersten postoperativen Tag eine gute Entlastung der Raumforderung, kann mit der Entwöhnung von der Beatmung begonnen werden (■ Abb. 4.43). Weitere bildgebende Kontrollen sind nur im Falle einer sekundären klinischen Verschlechterung erforderlich.

Je nach klinischer Erholung im Akutkrankenhaus bedürfen die Patienten einer neurologischen Frührehabilitation oder einer neurologisch ausgerichteten Anschlussheilbehandlung.

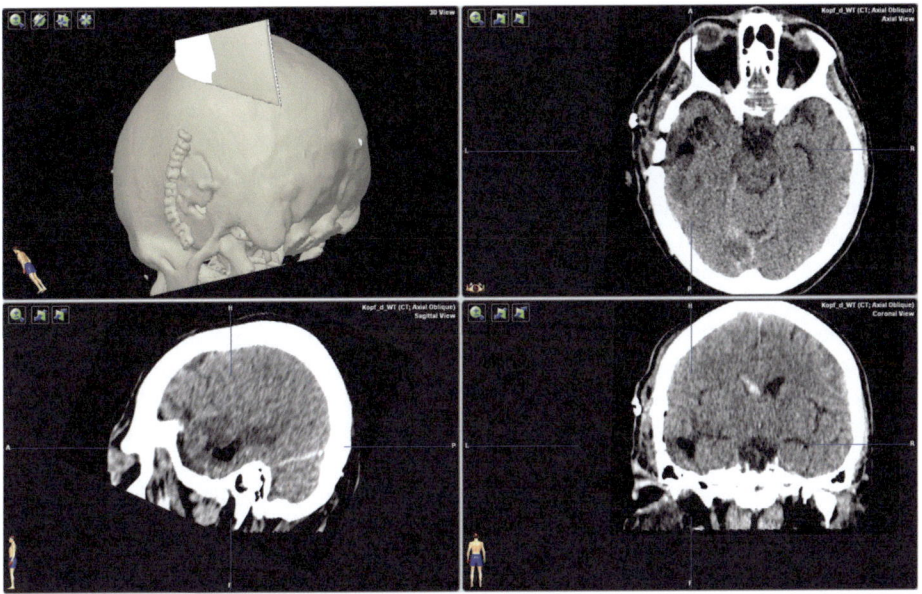

Abb. 4.43 Postoperativer Status nach Evakuation einer Kontusionsblutung (Patient aus ▸ Abb. 4.33). CT im Weichteilfenster mit 3D-Rekonstruktion

4.5 Diffuse Hirnverletzung nach Hochrasanztrauma

4.5.1 Pathophysiologie

Bei Verkehrsunfällen mit hoher Fahrzeuggeschwindigkeit oder bei Sturz aus großer Höhe kommt es infolge großer Beschleunigung oder Verzögerung zu einer generalisierten Traumatisierung im Marklager des Hirns mit diffuser axonaler Schädigung („diffuse axonal injury", DAI) infolge von Scherverletzungen mit petechialen Parenchymblutungen und hemisphärischer Hirnschwellung (s. Abb. 4.47). Aufgrund dieser pathophysiologischen Faktoren entsteht binnen kürzester Zeit eine signifikante intrakranielle Raumforderung mit pathologischem Anstieg des Hirndrucks („intracranial pressure", ICP). Dies geht klinisch typischerweise mit einem Komazustand einher. Da der intrakranielle Raum durch den knöchernen Schädel unveränderlich ist, kommt es im Verlauf zur Hernierung von Hirnanteilen. Diese betrifft typischerweise die mesialen Temporallappen am Tentoriumschlitz (unklare Herniation) oder kaudale Kleinhirnanteile im Foramen magnum. Betrifft das schwere Schädel-Hirn-Trauma überwiegend eine Hirnhemisphäre, so verlagern sich die Mittellinienstrukturen. Durch die Hernierung von Hirnanteilen kann es wiederum zu Sekundärschäden aufgrund einer Kompression von Hirnarterien mit nachfolgender Ischämie bzw. Infarzierung kommen (sog. Einklemmungsinfarkte). Letztere betreffen häufig das Posteriorstromgebiet. Liegt eine Ventrikelerweiterung vor, kann nach Anlage einer externen Ventrikeldrainage neben dem ICP-Monitoring eine Druckreduktion durch den Raumgewinn infolge des drainierten Liquors erreicht werden.

4

4.5.2 Klinische Symptomatik

Patienten mit einem derart schweren Schädel-Hirn-Trauma sind in den allermeisten Fällen primär bewusstlos bzw. komatös. Der erstbehandelnde Notarzt stellt oft einen primären Wert von 3 Punkten auf der Glasgow Coma Scale (GCS) fest. Ein niedriger initialer GCS-Wert geht mit einer schlechten Langzeitprognose einher, da ihm morphologisch meistens eine gravierende primäre Hirnschädigung zugrunde liegt.

Da der Notarzt den schwer verletzten und bewusstlosen Patienten intubiert, analgosediert und kontrolliert beatmet per Rettungswagen oder Rettungshubschrauber in die Klinik transportieren muss, können dort zur klinischen Beurteilung lediglich äußere Kopfverletzungen, Pupillenstatus und Kornealreflex herangezogen werden. Selbstverständlich wird der Patient im Rahmen des Polytrauma-Versorgungskonzepts klinisch ebenso durch die unfallchirurgischen Kollegen auf Begleitverletzungen hin untersucht.

Als Langzeitfolge einer schweren DAI (▶ Abschn. 4.5.1) kommt es häufig zu einem persistierenden Komazustand bzw. vegetativen Status. Patienten mit leichterer DAI klagen im Langzeitverlauf über Störungen von Aufmerksamkeit, Konzentration, Arbeitsgedächtnis, Antrieb und Stresstoleranz. Fremdanamnestisch lassen sich Wesensänderungen und Planungsdefizite eruieren.

4.5.3 Radiologische Befunde

Als typisches Zeichen einer häufig beiderseitigen traumabedingten Hirnschwellung sind die Liquorräume als Reserveräume komplett aufgebraucht (◖ Abb. 4.44, 4.45 und 4.46).

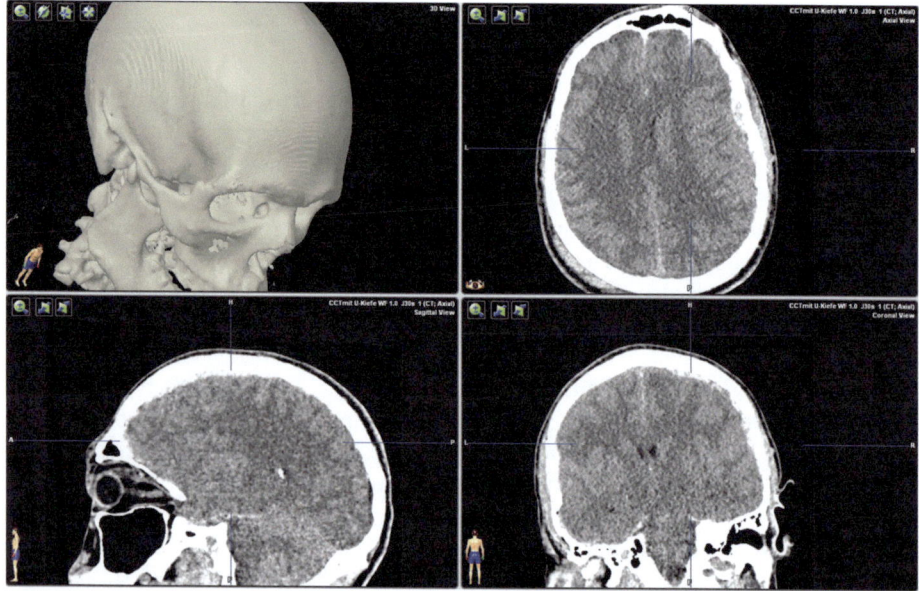

◖ **Abb. 4.44**   Schweres Schädel-Hirn-Trauma nach Kollision eines 23-jährigen Fußgängers mit einer Straßenbahn. Die Liquorräume als Reserveräume sind wegen der beidseitigen traumatischen Hirnschwellung komplett aufgebraucht. Als Zeichen einer kortikalen Läsion zeigen sich bilaterale akute Subduralhämatome, die wegen des hohen intrakraniellen Drucks sehr schmal erscheinen. Computertomogramm im Weichteilfenster mit 3D-Rekonstruktion

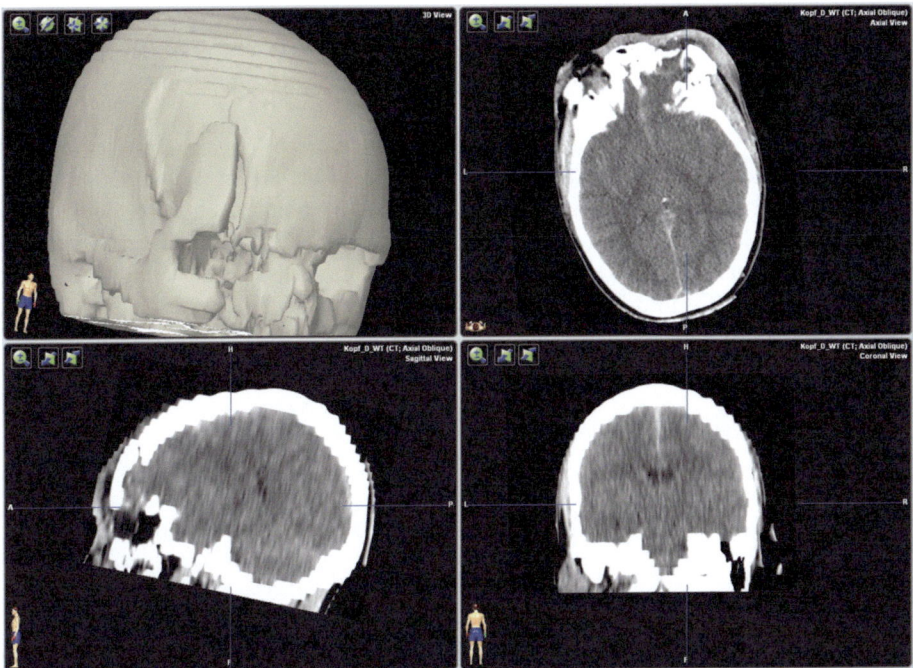

Abb. 4.45 Schwerstes Schädel-Hirn-Trauma nach PKW-Unfall eines 22-jährigen Patienten. Traumatische Hirnschwellung beiderseits sowie multiple Frakturen von Frontobasis und Mittelgesicht. Computertomogramm im Weichteilfenster mit 3D-Rekonstruktion

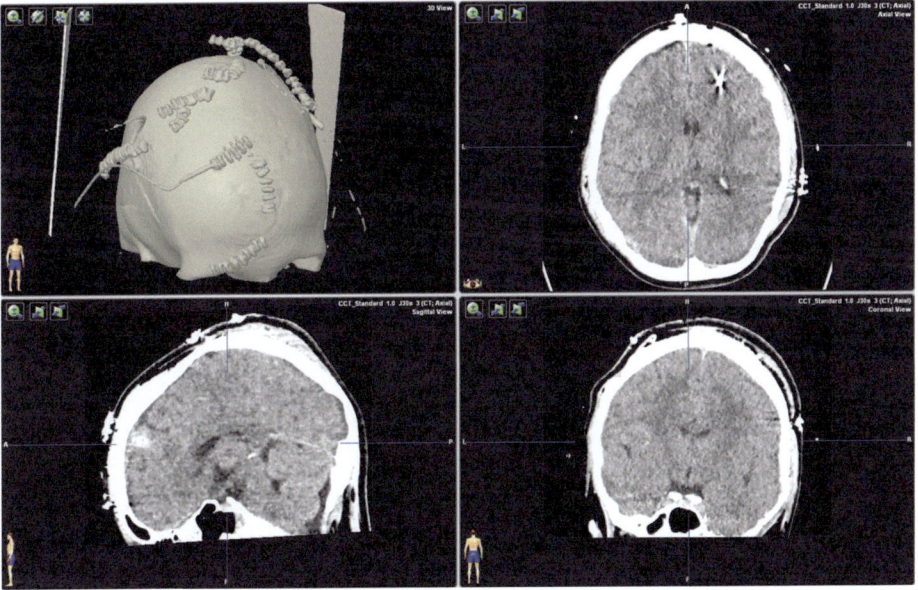

Abb. 4.46 Schwerstes Schädel-Hirn-Trauma nach Kollision einer 17-jährigen Fußgängerin mit einer Straßenbahn. Multiple Kopfplatzwunden mussten bereits im Schockraum mittels Wundklammern versorgt werden. Danach zunächst Implantation einer intraparenchymatösen Hirndruck-Messsonde rechts frontal (axiale Aufnahme rechts oben). Computertomogramm im Weichteilfenster mit 3D-Rekonstruktion

Kortikale Läsionen führen zu akuten Subduralhämatomen, die wegen des hohen intrakraniellen Drucks meist relativ schmal in der CT erscheinen (◘ Abb. 4.44). Trotz schwerer diffuser Hirnverletzung liegt häufig keine oder nur eine geringe Verletzung des knöchernen Schädels vor.

Im weiteren Verlauf erfolgt meist eine MRT zur besseren Visualisierung einer DAI und zur Prognoseabschätzung, insbesondere bei persistierendem Komazustand trotz Beendigung der Analgosedierung (◘ Abb. 4.47). Die Mikroblutungen infolge einer DAI lassen sich am deutlichsten in suszeptibilitätsgewichteten MRT-Aufnahmen („susceptibility weighted imaging", SWI) darstellen. Die Diffusions-Tensor-Bildgebung („diffusion tensor imaging", DTI) in 3-Tesla-MR-Tomographen ermöglicht eine Visualisierung des axonalen Schadens in der weißen Substanz.

In Abhängigkeit von den bildmorphologischen Befunden wird die DAI in drei Grade eingeteilt:

- Grad I: ausgedehnter axonaler Schaden ohne fokale Auffälligkeiten,
- Grad II: Veränderungen wie bei Grad I plus fokale Auffälligkeiten, insbesondere im Corpus callosum,
- Grad III: Veränderungen wie bei Grad I und II plus Verletzungen im rostralen Hirnstamm.

◘ **Abb. 4.47** Mikroblutungen im Zuge einer DAI bei einer 15-jährigen Patienten nach Schädel-Hirn-Verletzung im Rahmen eines Sturzes vom Pferd. Axiale MRT (SWI-Sequenz) sowohl mit frontal betonten als auch mit zentralen Läsionen

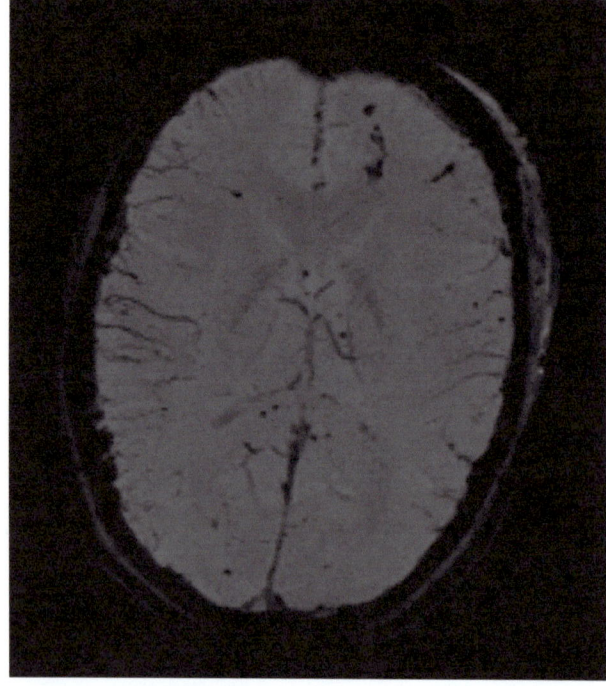

4.5.4 Operative Versorgung

Indikationsstellung

Die Notfallindikation zur primären dekompressiven Hemikraniektomie und Duraerweiterungsplastik ergibt sich bei entsprechendem CT-Befund aus den klinischen Parametern primär bewusstloser Patient und eventuell Pupillenanisokorie oder beidseitige Pupillenerweiterung. Weitere bildmorphologische Gründe können ein begleitendes akutes Subduralhämatom (◼ Abb. 4.44) oder eine relevante Schädelfraktur (◼ Abb. 4.45) sein.

Ergibt die primäre Bildgebung keinen sicheren Anhalt für eine Operationsindikation, erfolgt die Implantation einer intraparenchymatösen Hirndruck-Messsonde (◼ Abb. 4.46) zum kontinuierlichen Monitoring des intubierten und analgosedierten Patienten auf der Intensivtherapiestation. Bei einigen Patienten kommt es erst nach Tagen zum Schwellungsmaximum und damit verbundenen, konservativ nicht beherrschbaren Hirndruckanstiegen. In diesen Fällen ergibt sich dann eine Indikation zur sekundären dekompressiven Hemikraniektomie mit Duraerweiterungsplastik.

Chirurgische Technik

Die dekompressive Hemikraniektomie erfolgt mit ca. 60° zur Gegenseite rotiertem Kopf, der in der Mayfield-Halterung fixiert wird. Zunächst wird ein hemisphärischer Galea-Muskel-Lappen präpariert, der nach basal umgeschlagen und mittels Federhaken fixiert wird (◼ Abb. 4.48). Nun werden 4–5 Bohrlochtrepanationen platziert, um die Dura trotz der intrakraniellen Raumforderung bestmöglich abschieben zu können und so möglichst zusätzliche Dura- bzw. Hirnparenchymverletzungen und den damit verbundenen Blutverlust zu vermeiden. Mittelliniennah am Sinus sagittalis superior dienen die Bohrlöcher dazu, die anatomische Orientierung zu verbessern und im Falle einer profusen venösen epiduralen Blutung bei der Kraniotomie eine „Ausstiegsmöglichkeit" für das Kraniotom zu bieten. Werden diese Aspekte berücksichtigt, gelingt die Kraniotomie relativ unkompliziert (◼ Abb. 4.49).

Es ist explizit auf eine adäquate Größe der Dekompression zu achten, dies betrifft sowohl den anterior-posterioren als auch den vertikalen Durchmesser der Trepanation.

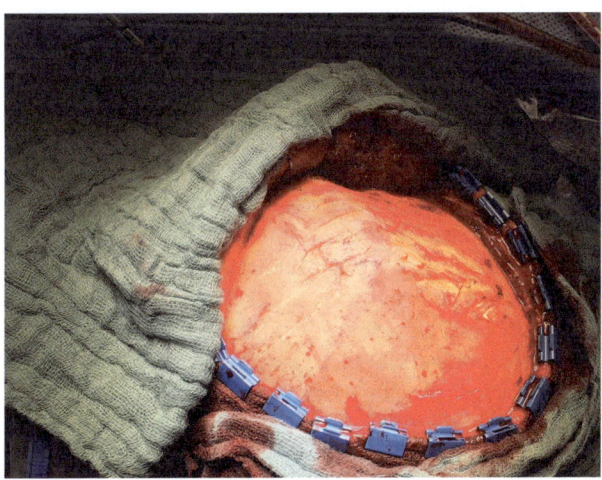

◼ **Abb. 4.48** Intraoperativer Situs mit abpräpariertem Galea-Muskel-Lappen, der nach basal umgeschlagen und mittels Federhaken fixiert wurde (rechtsseitige Hemikraniektomie)

4

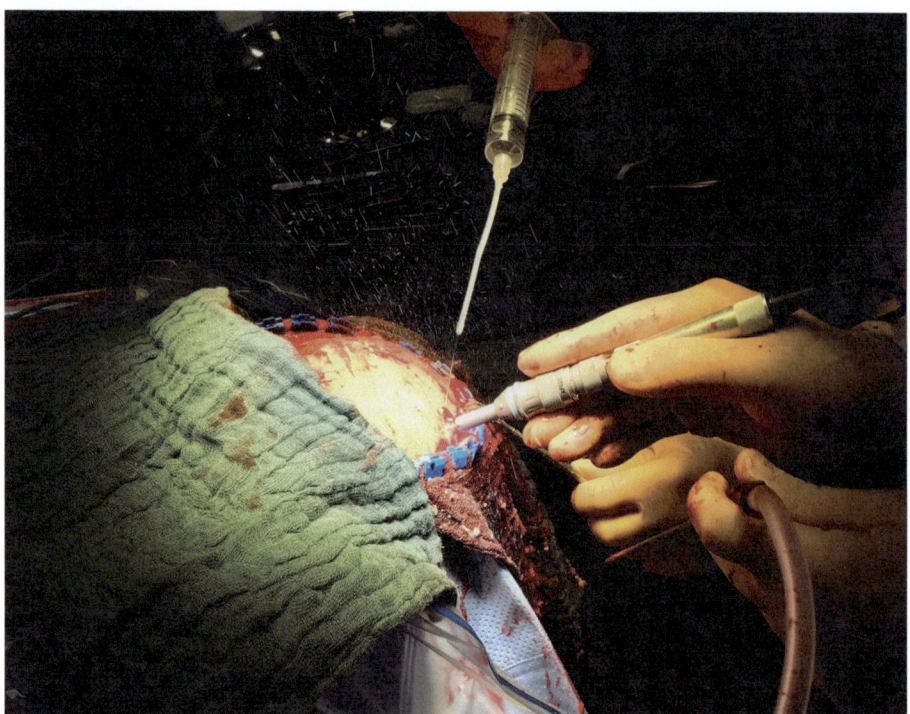

■ **Abb. 4.49**   Osteoklastische Kraniotomie mit einem High-Speed-Kraniotom

Zur Orientierung dienen in anterior-posteriorer Richtung ein Durchmesser von 14 cm und in vertikaler Richtung ein Durchmesser von 12 cm. Darüber hinaus ist in jedem Falle die individuelle Morphologie und Schädelgröße des Patienten zu berücksichtigen.

Bei dekompressiven Hemikraniektomien zur Entlastung von Mediainfarkten wird von einigen Autoren eine Trepanation über den Sinus sagittalis superior hinweg vorgeschlagen. Im eigenen Vorgehen bei Traumafällen wird auf dieses Vorgehen verzichtet, da nicht nur Blutungen aus dem venösen Sinus, sondern auch aus paramedianen Granulationen und einmündenden Venen zu einem erheblichen Blutverlust bzw. einer signifikanten operationsbedingten Morbidität führen können, ohne dass ein entscheidender Raumgewinn erzielt wird. Vielmehr sind unseres Erachtens ausreichendende horizontale und vertikale Durchmesser der Kraniektomie (vgl. oben) sowie eine großzügige osteoklastische Erweiterung nach temporobasal zwingend erforderlich (■ Abb. 4.50) – Letztere, um dem Temporallappen Platz zu schaffen und damit den Druck auf das Mesenzephalon zu verringern. Darüber hinaus wird der Raumgewinn für das ödematöse Hirn durch osteoklastisches Abtragen von Knochen am lateralen Keilbeinflügel und der frontolateralen Konvexität optimiert.

Nach Heben des Knochendeckels wird die Dura über der Hemisphäre bogenförmig und nach basal gestielt eröffnet (■ Abb. 4.51). Typischerweise nimmt das traumatisierte Hirn prompt den zusätzlich gewonnenen Raum ein.

Nun wird eine alloplastische Duraplastik mittels Tutopatch® (bess medizintechnik, Berlin, Deutschland) auf das Hirn aufgelegt und unter die Duraränder geschoben. Bei Tutopatch® handelt es sich um ein avitales Transplantat aus bovinem Perikard. Es wird

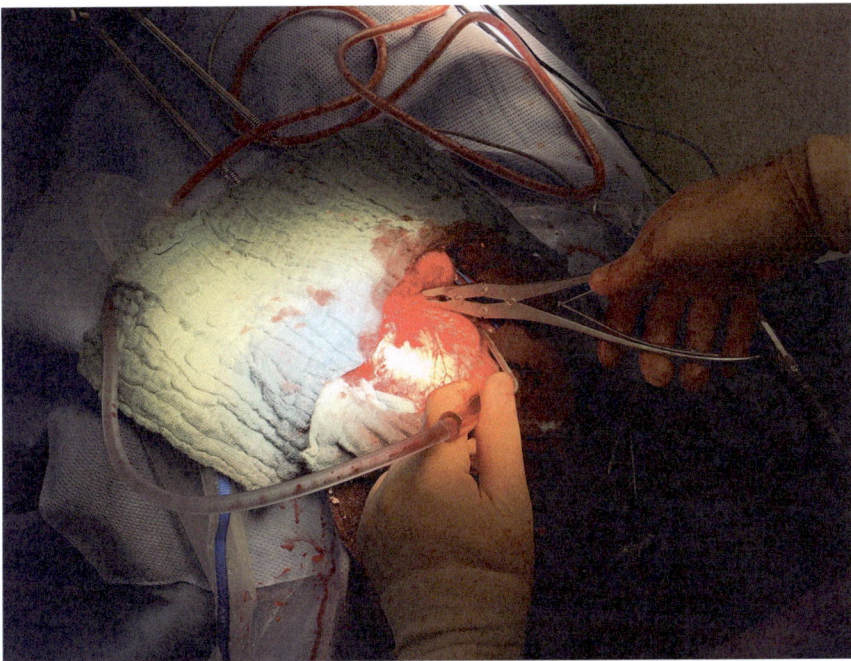

◨ Abb. 4.50   Osteoklastische Erweiterung der Kraniektomie nach frontolateral und temporobasal mit Abtragen des lateralen Keilbeinflügels

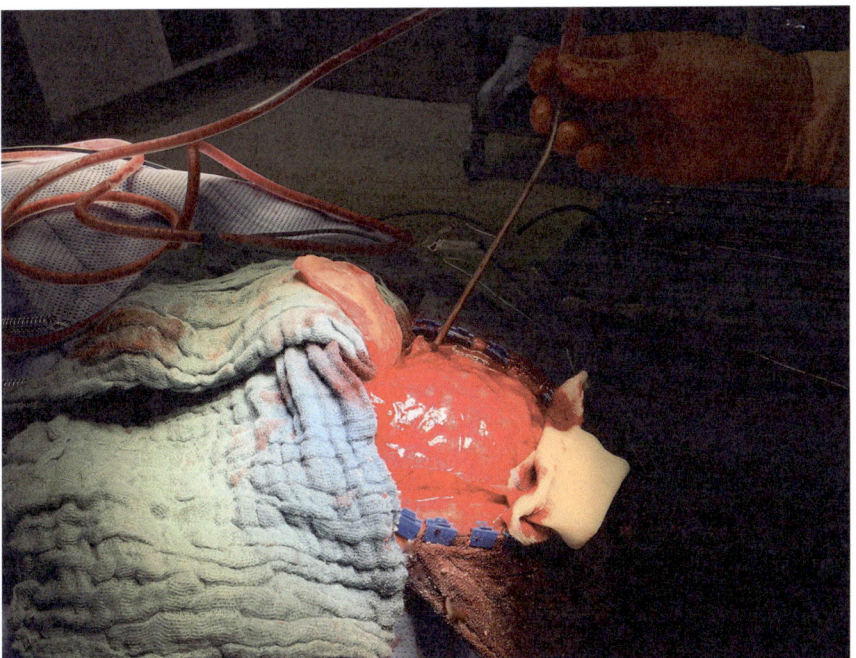

◨ Abb. 4.51   Intraoperativer Situs nach Eröffnen und Zurückschlagen der Dura. Die Hirnoberfläche weist eine massive traumatische Subarachnoidalblutung auf. Das traumatisierte Hirn nimmt unmittelbar den gewonnenen Raum ein

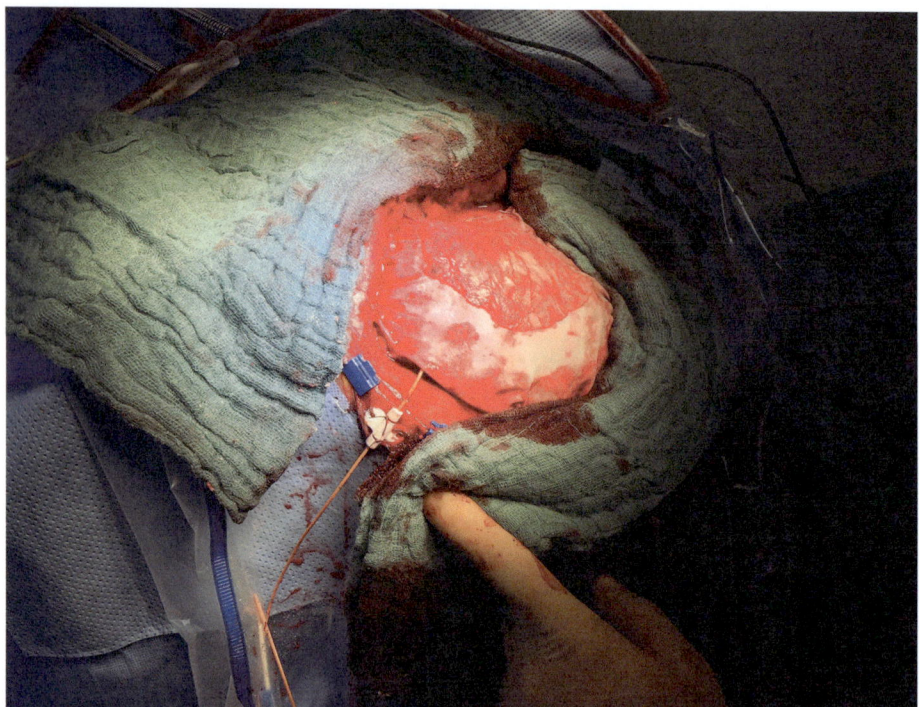

■ Abb. 4.52   Intraoperativer Situs nach Einlage einer Tutopatch®-Duraplastik und Zurückschlagen des basal gestielten Duralappens. Auffallend ist die erhebliche Dehiszens zwischen Duralappen und Durarändern als Folge der traumatisch bedingten Hirnschwellung. Rechts frontal wurde zusätzlich eine intraparenchymatöse Hirndruck-Messsonde implantiert, um ein kontinuierliches postoperatives Hirndruckmonitoring auf der Intensivstation zu ermöglichen

vor der Anwendung rehydratisiert und kann sowohl im trockenen als auch im feuchten Zustand zugeschnitten werden.

Danach wird der nach basal gestielte Duralappen (s. oben) auf die Tutopatch®-Plastik zurückgeschlagen (■ Abb. 4.52). Auch ohne Fixierung mittels Naht ist die Vernarbung lückenlos, was sich bei zahlreichen Knochendeckel-Reimplantationen gezeigt hat, welche üblicherweise 3 Monate nach der dekompressiven Hemikraniektomie stattfinden.

Obligat ist die Implantation einer intraparenchymatösen Hirndruck-Messsonde, um postoperativ während der hirndrucksenkenden Therapie auf der Intensivtherapiestation den Hirndruck kontinuierlich überwachen und steuern zu können (■ Abb. 4.52).

Bei sehr jungen Patienten mit schwerer bilateraler DAI kann als Ultima-ratio-Therapie eine beiderseitige dekompressive Kraniektomie indiziert sein (■ Abb. 4.53, 4.54, 4.55, 4.56 und 4.57). Dennoch ist trotz umgehender Maximaltherapie die Letalität in diesen Fällen sehr hoch.

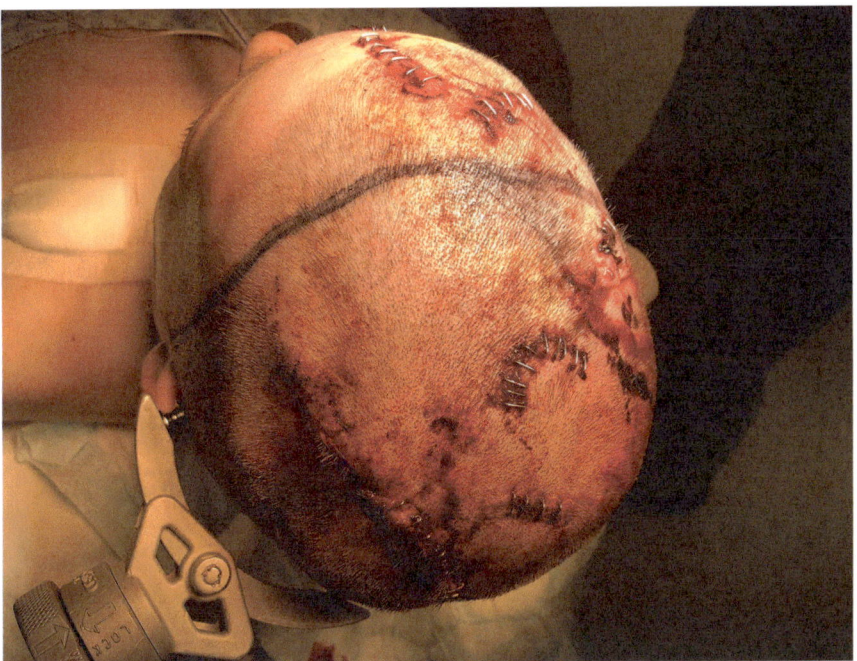

Abb. 4.53 Schwerstes Schädel-Hirn-Trauma mit multiplen Kopfplatzwunden, die zunächst mit Wundklammern versorgt wurden. Der Kopf der Patientin ist bereits in der Mayfield-Halterung fixiert. Eingezeichneter Bügelschnitt bei geplanter beiderseitiger Dekompression (Patientin aus ▪ Abb. 4.46)

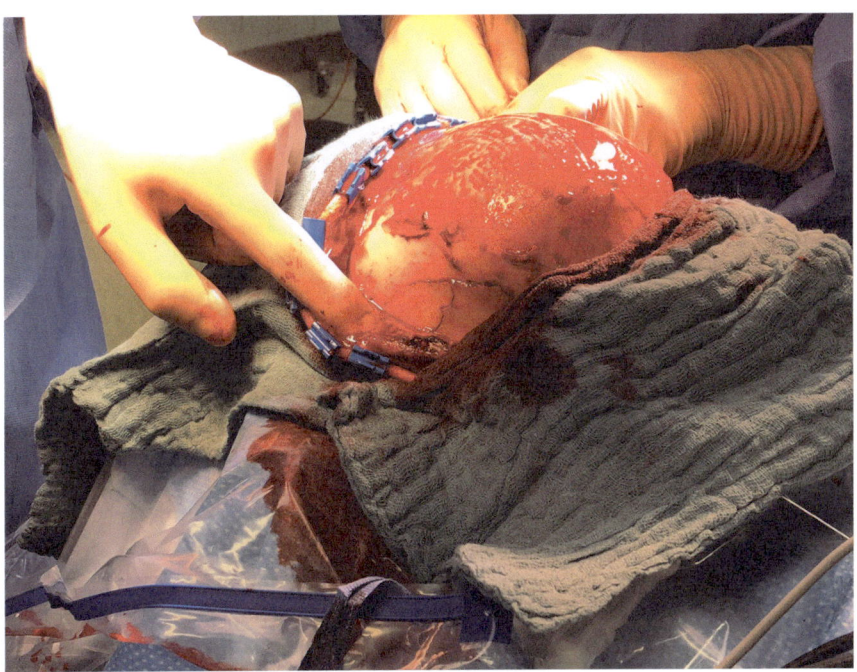

Abb. 4.54 Nach Abschieben des Periosts mit dem Raspatorium zeigen sich multiple Kalottenfrakturen temporal rechts

4

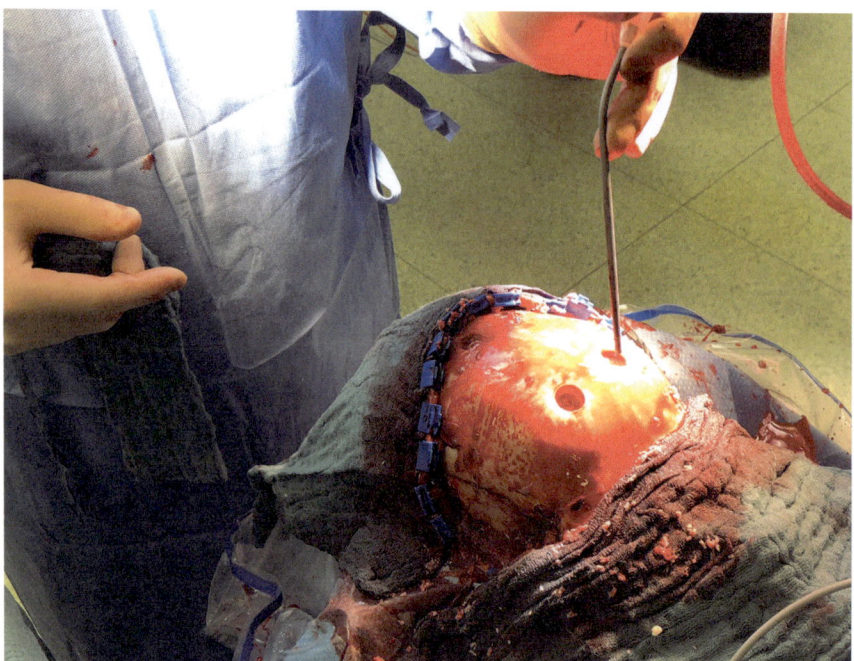

◘ **Abb. 4.55** Anlage von beiderseitigen Bohrlochtrepanationen frontal, parietal und temporal für eine dekompressive Hemikraniektomie beidseits

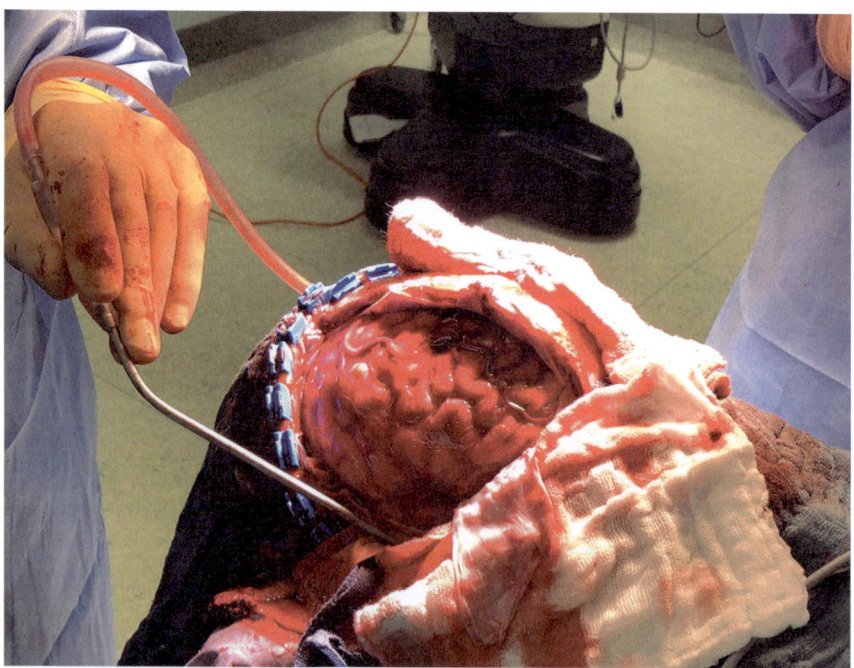

◘ **Abb. 4.56** Nach Hemikraniektomie und Zurückschlagen der Dura mater zeigt sich eine ausgeprägte traumatische Subarachnoidalblutung der rechten Hirnhemisphäre

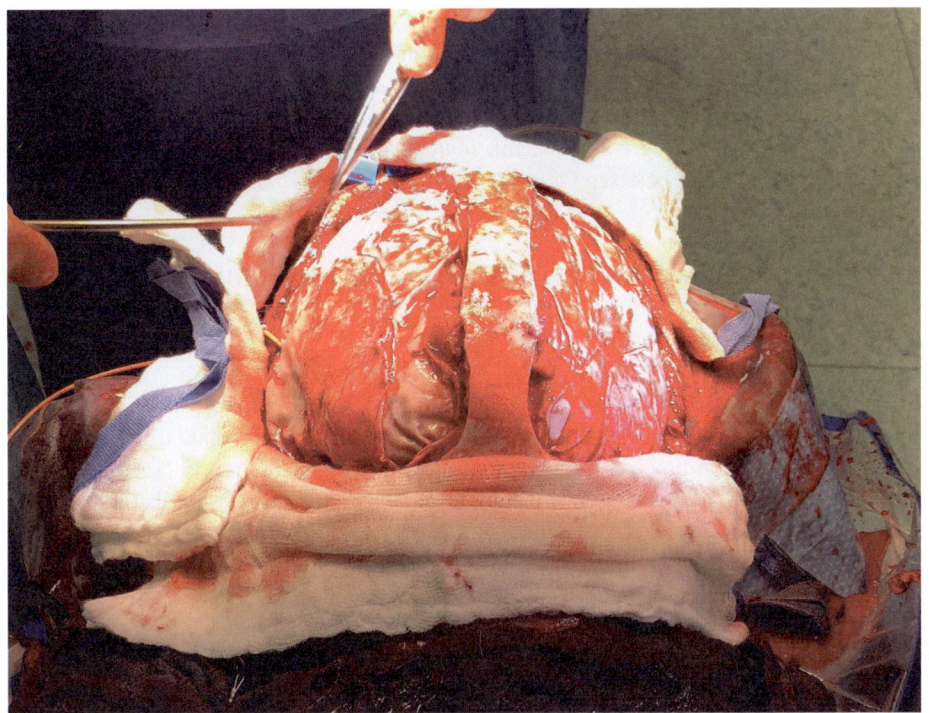

🔲 **Abb. 4.57**   Intraoperativer Situs nach Hemikraniektomie beidseits und alloplastischer Duraerweiterungsplastik mittels Tutopatch®. Die Duralappen wurden auf die Plastik aufgelegt. Links temporal
wurde eine intraparenchymatöse Hirndruck-Messsonde implantiert

4.5.5 Weiterbehandlung und Nachsorge

Aufgrund der Möglichkeit des kontinuierlichen Hirndruckmonitorings über die
implantierte Hirndruck-Messsonde ist in den ersten Tagen nach dekompressiver Hemikraniektomie eine kranielle Computertomografie nicht erforderlich. Damit kann dem
Patienten ein belastender Transport mit eventuellen Hirndruckspitzen aufgrund der
aufgehobenen Oberkörperhochlagerung im Computertomografen erspart werden.
Lediglich bei anhaltenden Hirndruckkrisen muss mittels CT ein therapierelevantes subgaleales bzw. epidurales Hämatom ausgeschlossen werden.

In der ersten Behandlungswoche nach dem Trauma verbleibt der Patient zur Hirnprotektion in tiefer Analgosedierung und unter kontrollierter Beatmung bei kontinuier-
lichem Hirndruck-Monitoring. Durch diese Maßnahmen sollen pathologische
Hirndruckspitzen z. B. aufgrund von Husten oder Pressen vermieden werden.

Nach Normalisierung der Hirndruckwerte und bei bildmorphologischem Rück-
gang der traumabedingten Hirnschwellung in der CT kann in der zweiten Woche der
Behandlung mit der Entwöhnung von Analgosedierung und maschineller Beatmung
begonnen werden. In den allermeisten Fällen ist die dauerhafte Überführung des Patienten in die Spontanatmung wegen der meist eingeschränkten Vigilanz und der ver-
minderten Schutzreflexe nur über eine Punktionstracheotomie möglich.

4

Ist der Patient im Anschluss kardiopulmonal und klinisch-neurologisch in einem stabilen Zustand, kann er zunächst in einer Klinik für neurologische Frührehabilitation weiterbehandelt werden. In der Regel kann eine Kranioplastik mit Replantation des Kalottenstückes oder ggf. mittels CAD-gefertigtem Implantat nach 2–3 Monaten erfolgen, da nach dieser Zeit die Duraplastik üblicherweise adäquat narbig eingeheilt und daher mit einer unkomplizierten Operation zu rechnen ist (▶ Kap. 5).

4.6 Perforierendes Schädel-Hirn-Trauma und Schussverletzung

4.6.1 Pathophysiologie

Perforierende Schädel-Hirn-Verletzungen kommen akzidentell oder im Rahmen tätlicher Auseinandersetzungen vor. Es handelt sich dabei naturgemäß um offene Verletzungen mit Kontamination von Dura und Hirn. Die resultierende Hirnschädigung und die konsekutiven neurologischen Defizite sind stark abhängig von Lokalisation, Eindringtiefe sowie eventuellen Gefäßläsionen. Ragen Fremdkörper oder eine Stichwaffe aus dem Kopf heraus, müssen diese bis zur operativen Versorgung in der Klinik belassen werden, um eine nicht kontrollierbare Blutung zu vermeiden.

Schussverletzungen spielen im Vergleich zu den USA in Deutschland eine untergeordnete Rolle. Meist werden sie in suizidaler Absicht verursacht. Hierbei kommt es neben der unmittelbaren Hirnverletzung durch das Projektil zu einer Einsprengung von Fragmenten des Schädelknochens an der Eintrittsstelle. Gelegentlich bleibt das Projektil in Abhängigkeit von Kaliber und Geschwindigkeit im Bereich der gegenüberliegenden Schädelseite stecken.

4.6.2 Klinische Symptomatik

Das Spektrum an klinisch-neurologischen Symptomen ist, wie oben bereits erwähnt, sehr breit gefächert und reicht von wachen, asymptomatischen Patienten bis hin zu tief komatösen Patienten, die bereits durch den Notarzt intubiert, analgosediert und beatmet wurden. Bei einer ödem- oder blutungsbedingten Massenverschiebung mit Einklemmung tritt eine Anisokorie zugunsten der betroffenen Seite auf.

Die Größe der lokal offenen Schädel-Hirn-Verletzung hängt von der Art und Rasanz des Traumas ab. Profuse Blutungen aus Schuss- oder Stichkanälen müssen unter Umständen bereits durch das Rettungsteam provisorisch versorgt werden. Bei tätlichen Auseinandersetzungen muss an eventuelle Begleitverletzungen an Thorax, Abdomen oder Extremitäten gedacht werden.

4.6.3 Radiologische Befunde

Die CT-Untersuchung gibt Auskunft über das Ausmaß der intrakraniellen Verletzung, insbesondere über Lage und Gefäßbeziehung des Fremdkörpers, Knocheneinsprengungen, intrazerebrale Blutungen, ein relevantes Hirnödem oder eine signifikante Raumforderung mit Mittellinienverlagerung (◘ Abb. 4.58, 4.59 und 4.60).

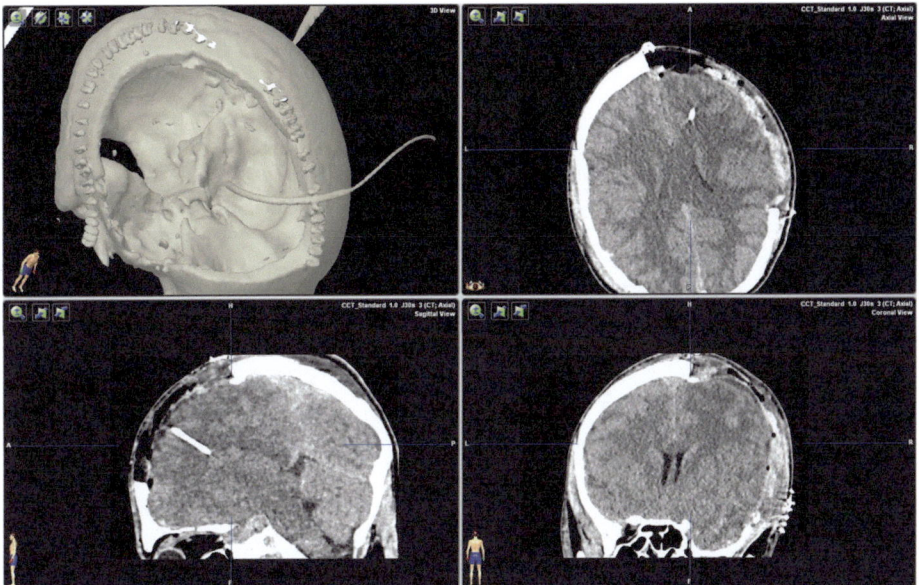

☐ **Abb. 4.58** Status nach unilateraler dekompressiver Hemikraniektomie mit Duraerweiterungsplastik und Implantation einer Hirndruck-Messsonde (Patient aus ☐ Abb. 4.44). Computertomogramm im Weichteilfenster mit 3D-Rekonstruktion

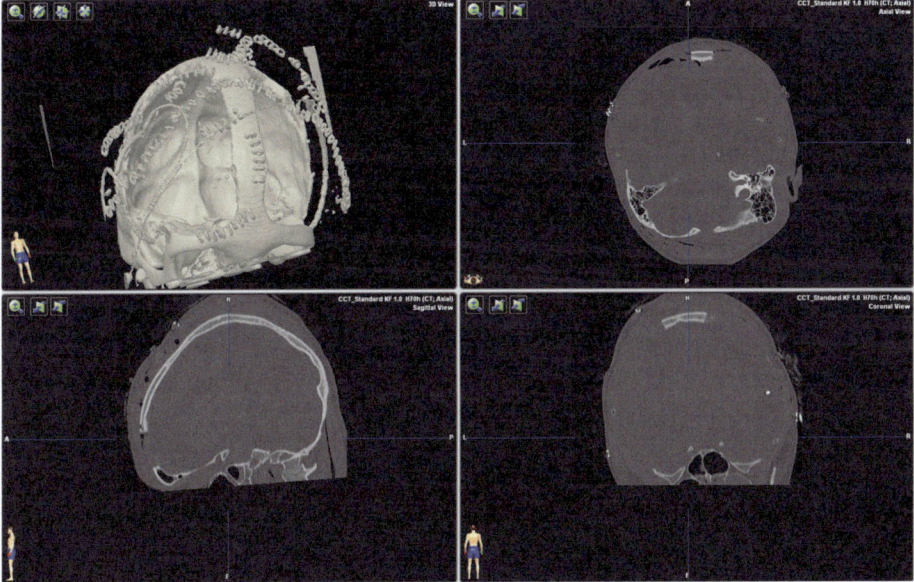

☐ **Abb. 4.59** Status nach bilateraler dekompressiver Hemikraniektomie mit Duraerweiterungsplastik und Implantation einer Hirndruck-Messsonde (Patientin aus den ☐ Abb. 4.46 und 4.53, 4.54, 4.55, 4.56 und 4.57). Computertomogramm im Knochenfenster mit 3D-Rekonstruktion

4

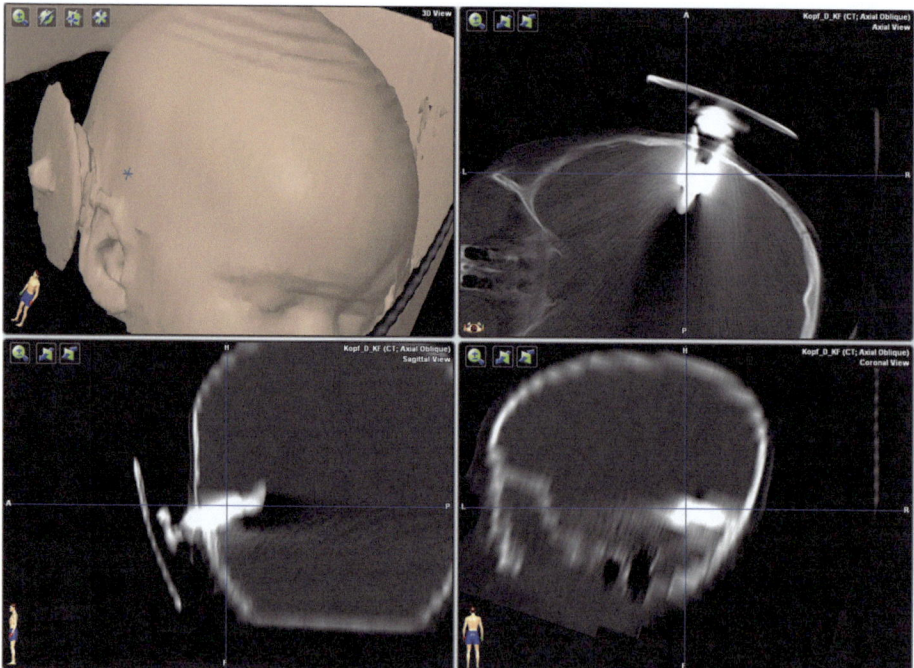

■ **Abb. 4.60**   Zweijährige Patientin mit Perforation von Schädel und Zerebrum durch den Bolzen eines Badewannenverschlusses knapp oberhalb des Sinus transversus. Bei der operativen Versorgung konnte der Fremdkörper über eine kleine Trepanation erfolgreich geborgen werden. CT im Knochenfenster mit 3D-Rekonstruktion

4.6.4 Operative Versorgung

Indikationsstellung

Eine notfallmäßige chirurgische Intervention ist in jedem Falle indiziert, es muss auch bei fehlender Indikation zum intrakraniellen Eingriff eine Wundversorgung erfolgen, um die offene in eine geschlossene Schädel-Hirn-Verletzung umzuwandeln.

Ist die Zugangsmorbidität vertretbar, sollten auch tiefer liegende Fremdkörper (z. B. Projektile) entfernt werden, um das sekundäre Infektionsrisiko zu verringern. In jedem Falle ist eine kalkulierte Antibiose wegen der offenen Verletzung sinnvoll.

Größere intrazerebrale Hämatome (>3 cm) mit Zeichen der Raumforderung in der CT müssen notfallmäßig entlastet werden (■ Abb. 4.61). Liegt eine raumfordernde hemisphärische Schwellung vor, besteht unter Umständen die Notfallindikation zur dekompressiven Hemikraniektomie mit Duraerweiterungsplastik und Implantation einer parenchymatösen Hirndruck-Messsonde.

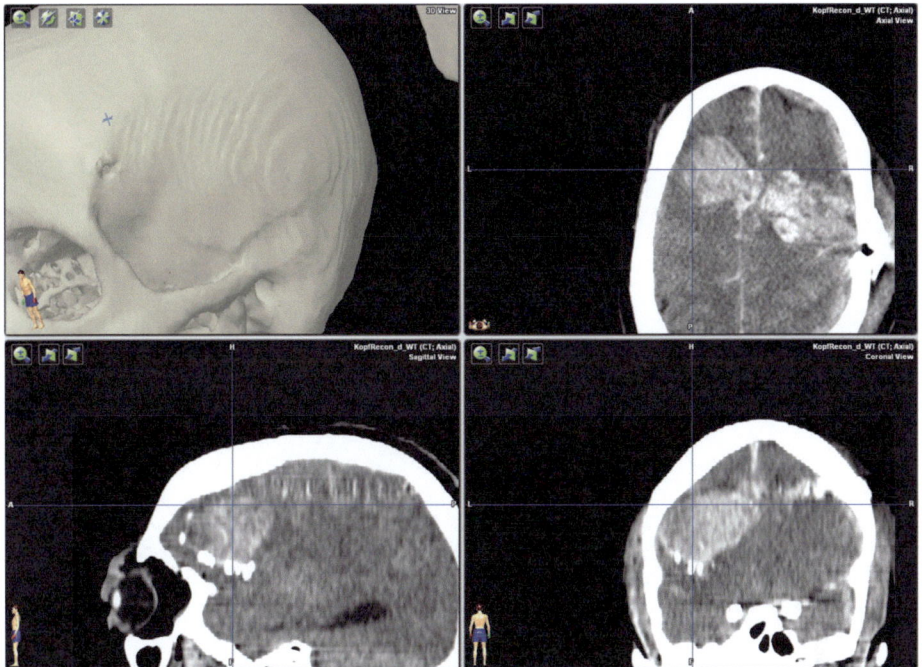

☐ **Abb. 4.61**   Fremdverursachte Schussverletzung mit Eintritt frontolateral links, Knocheneinsprengung und intrazerebraler Blutung im Schusskanal sowie Feststecken des Projektils im Austrittsbereich temporal rechts. CT im Weichteilfenster mit 3D-Rekonstruktion

Chirurgische Technik

Bei herausragenden Fremdkörpern (Bolzen, Stichwaffen etc.) muss zunächst eine kleine Kraniotomie um die Perforationsstelle erfolgen. Danach kann der Fremdkörper zusammen mit dem Knochendeckel herausgezogen werden. Kommt es zu einer starken Blutung aus dem Stichkanal im Hirn, kann dieser zunächst mit Watten austamponiert werden. Mithilfe der Watten kann Kontrolle über die Blutung erlangt und diese mittels bipolarer Koagulation gestillt werden. Ist der Hauptast eines zerebralen arteriellen Blutgefäßes verletzt, ohne dass eine Gefäßrekonstruktion möglich ist, muss dieser als Ultima Ratio mittels Clip verschlossen werden.

Die Technik der dekompressiven Hemikraniektomie mit Duraerweiterungsplastik und Implantation einer parenchymatösen Hirndruck-Messsonde wird ausführlich in ► Abschn. 4.5.4 dargestellt.

4.6.5 Weiterbehandlung und Nachsorge

Unabhängig vom chirurgischen Verfahren ist am ersten postoperativen Tag eine kranielle CT-Untersuchung indiziert, um eventuelle Sekundärschäden durch Ischämie oder Nachblutungen zu erkennen. Danach richtet sich die weitere intensivmedizinische Behandlung (Dauer der Analgosedierung und Beatmung), und es ist gegebenenfalls ein Revisions- bzw. Zweiteingriff erforderlich.

4

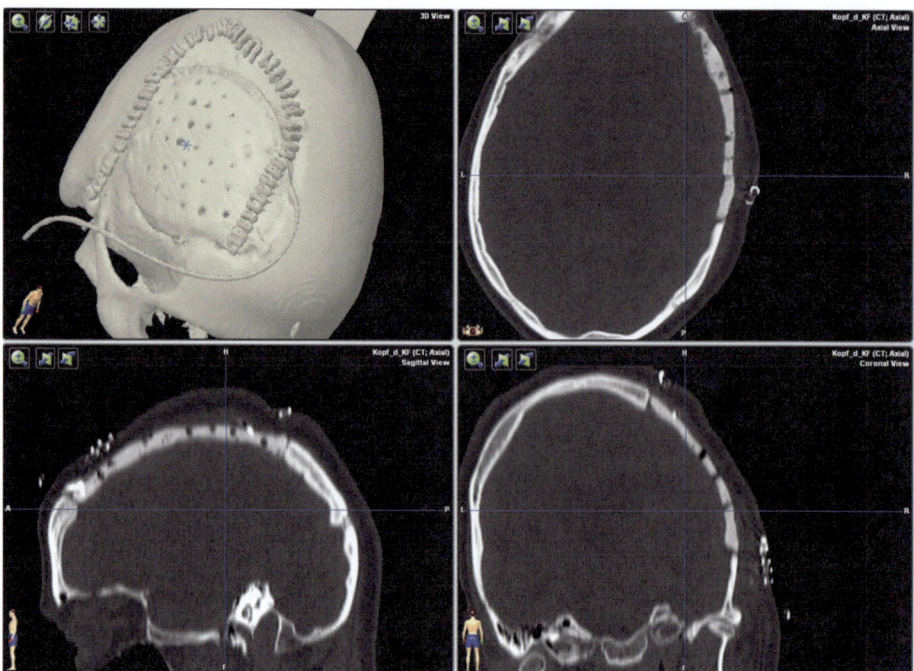

◘ **Abb. 4.62**   Kranioplastik temporal rechts mit Polymethylmethacrylat nach operativer Versorgung einer Schussverletzung und anschließender Rehabilitationsbehandlung (Patientin aus ◘ Abb. 4.61). Computertomogramm im Knochenfenster mit 3D-Rekonstruktion

Nach der Akutphase ist in Abhängigkeit vom klinischen Zustand eine neurologische Rehabilitation oder Anschlussheilbehandlung indiziert. Patienten, die sich in suizidaler Absicht verletzt haben, müssen psychiatrisch mit- und weiterbehandelt werden.

Bei größeren und/oder kosmetisch relevanten Schädelkalottendefekten ist nach Abschluss der Rehabilitationsmaßnahmen eine Kranioplastik (Titan-Mesh, Polymethylmethacrylat, CAD-gefertigtes Implantat) indiziert (◘ Abb. 4.62).

4.7   Verletzungen der Schädelbasis und des Gesichtsschädels

4.7.1   Pathophysiologie

Knöcherne Verletzungen der Schädelbasis treten oft in Kombination mit einem schweren Mittelgesichtstrauma oder nach Aufschlagen des Kopfes frontal, temporal oder okzipital auf. Neben den knöchernen Frakturen kann es zu einer Duraruptur mit Austritt von Liquor in die Siebbeinzellen, die Keilbeinhöhle oder die Paukenhöhle kommen. Schwere frontobasale Verletzungen führen oft zum Ausriss der Filiae olfactoriae aus der Lamina cribrosa, was einen Riechverlust zur Folge hat. Laterobasale Läsionen mit Felsenbeinquerfraktur können zur partiellen oder vollständigen Verletzung des N. facialis im Fazialiskanal sowie zu vestibulären Symptomen durch Labyrinthschäden führen. Subokzipitale Schädelbasisfrakturen bleiben meist ohne unmittelbare Folgen, selten ist ein Epiduralhämatom durch Blutung aus dem Frakturspalt oder eine Sinusverletzung möglich.

4.7.2 Klinische Symptomatik

Frontobasale Verletzungen können mit Blutungen aus Rachen und Nase oder einer Rhinoliquorrhoe einhergehen. Bei Ruptur der Filiae olfactoriae können Hyposmie bzw. Anosmie auftreten. Sekundär kommt es hiernach zu einer starken Einschränkung des Geschmackssinns.

Bei schweren laterobasalen Verletzungen können bei intaktem Trommelfell ebenfalls Blutungen und Liquorfluss aus der Nase auftreten. Bei rupturiertem Trommelfell kommt es zu Blutungen und Liquorfluss aus dem äußeren Gehörgang. Bei Felsenbeinquerfrakturen kann bei Beteiligung des Fazialiskanals eine periphere Fazialisparese bestehen.

Bei Hörverlust muss durch eine HNO-ärztliche Untersuchung differenzialdiagnostisch zwischen einem Innenohr- und einem Mittelohrschaden differenziert werden. Symptome wie Schwindel und Gleichgewichtsstörungen deuten eher auf eine Schädigung des Labyrinths im Innenohr hin.

4.7.3 Radiologische Befunde

Dünnschicht-CT-Aufnahmen im Knochenfenster zeigen das Ausmaß der knöchernen Verletzungen (◘ Abb. 4.63, 4.64 und 4.65). Insbesondere bei Frakturen der frontalen Schädelbasis mit Duraverletzung finden sich häufig intrakranielle Lufteinschlüsse.

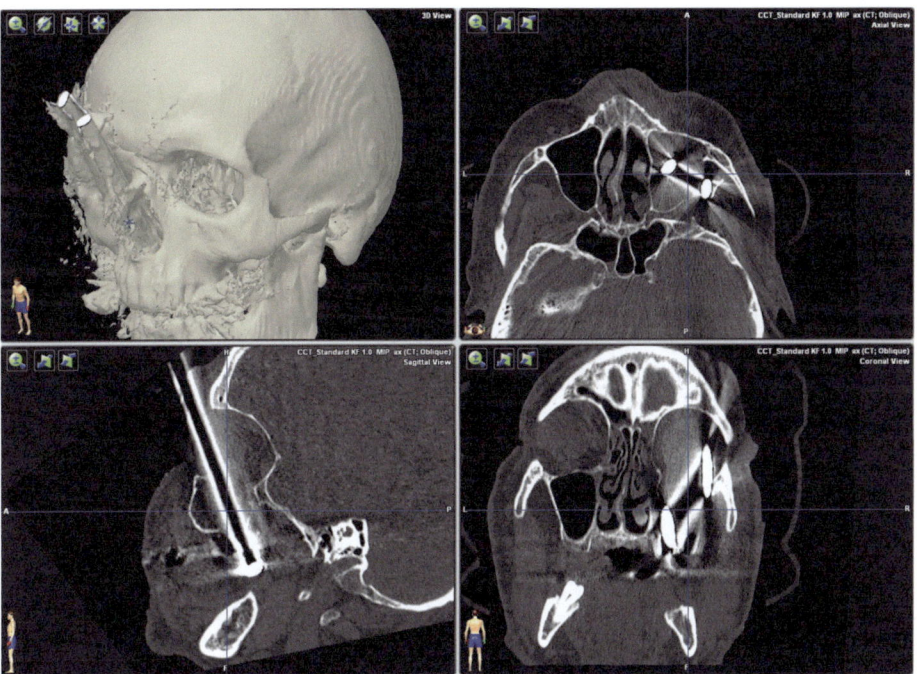

◘ **Abb. 4.63**   Verletzung von Orbita und Mittelgesicht durch einen Topfgriff. Eine intrakranielle Verletzung lag hier nicht vor, die weitere Versorgung erfolgte durch die Kollegen der Mund-, Kiefer- und Gesichtschirurgie. Computertomogramm im Knochenfenster mit 3D-Rekonstruktion

4

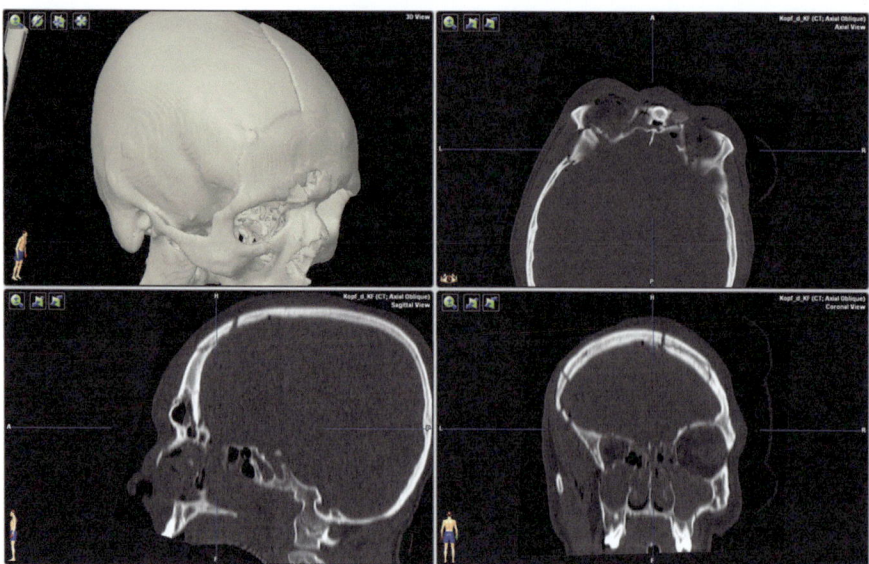

◘ **Abb. 4.64**   Multiple komplexe Frakturen der Frontobasis und der Konvexität nach Sturz aus mehreren Metern Höhe. Wegen eines ausgedehnten Epiduralhämatoms unter der Kalottenfraktur frontal links musste die operative Versorgung notfallmäßig erfolgen. Computertomogramm im Knochenfenster mit 3D-Rekonstruktion

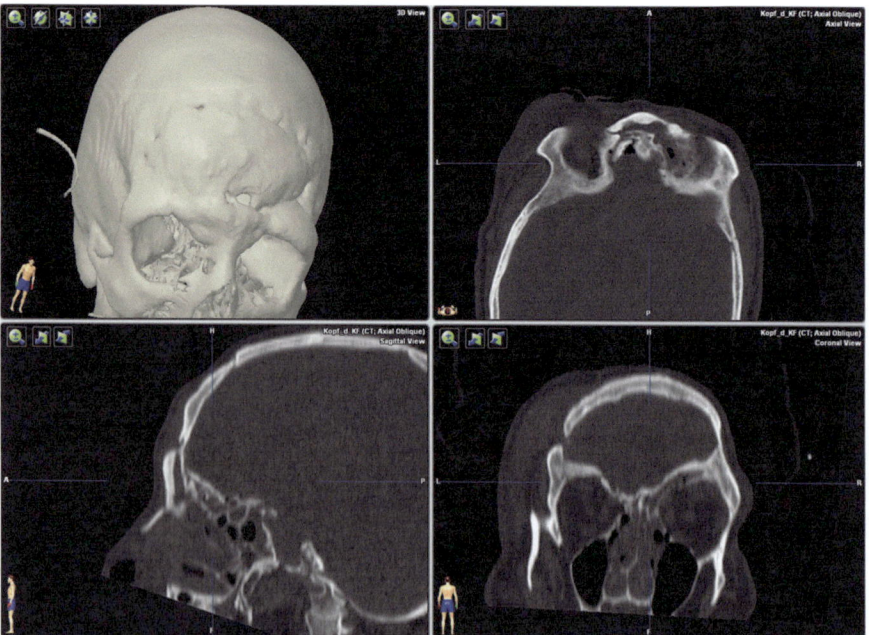

◘ **Abb. 4.65**   Erneute frontobasale Fraktur mit persistierender Rhinoliquorrhoe bei einem Patienten, der nach multiplen Traumen bereits frontobasale Frakturen erlitten hatte, welche trotz operativer Versorgung zu erheblichen Deformitäten führten. Hierdurch wurde die aktuelle operative Versorgung erheblich erschwert, und es war eine Titan-Mesh-Plastik erforderlich, bevor die Duraplastik mit alloplastischem Material eingesetzt werden konnte. Computertomogramm im Knochenfenster mit 3D-Rekonstruktion

Dreidimensionale Rekonstruktionen verbessern unter Umständen die Analyse bei sehr komplexen Frakturen. Das Weichteilfenster der CT hilft, Hirnkontusionen oder frakturbedingte epidurale Hämatome zu erkennen. Liquoransammlungen im Felsenbein legen eine laterobasale Duraverletzung nahe.

4.7.4 Operative Versorgung

Indikationsstellung

Die Indikation zur operativen Versorgung von Mittelgesichtsverletzungen wird durch die Kollegen der Mund-, Kiefer- und Gesichtschirurgie gestellt. Bei lebensbedrohlichen arteriellen Blutungen oder bei perforierenden Fremdkörpern (◘ Abb. 4.63) ergibt sich eine Notfallindikation, ansonsten können Mittelgesichtsverletzungen im Verlauf versorgt werden. Gegebenenfalls ist ein kombinierter bzw. interdisziplinärer Eingriff sinnvoll, wenn zum gleichen Zeitpunkt eine neurochirurgische Operation ansteht.

Eine Indikation zum neurochirurgischen Eingriff ergibt sich bei komplexen Schädelbasisfrakturen mit persistierender Liquorrhoe, wobei auch hier eine perakute Versorgung meist nicht erforderlich ist.

Bei einer persistierenden Rhinoliquorrhoe infolge einer umschriebenen frontobasalen Fraktur, insbesondere im Bereich des Sinus sphenoidalis, ist die endoskopische Versorgung durch die Kollegen der Hals-, Nasen- und Ohrenheilkunde die Methode der Wahl, da diese im Vergleich zu einer offenen Kraniotomie eine geringere Zugangsmorbidität aufweist. Hier hat sich in den letzten Jahren ein Paradigmenwechsel vollzogen, da die endoskopische Technik im Vergleich zum Bügelschnitt mit bifrontaler Kraniotomie für den Patienten um ein Vielfaches schonender ist und in Kombination mit einer intrathekalen Flouresceinapplikation auch kleine traumatische Liquorlecks detektiert.

Chirurgische Technik

▪ Klassische transkranielle Technik

Operationswürdige laterobasale Frakturen sind außerordentlich selten, da eine eventuelle Liquorrhoe oft spontan oder unter mehrtägiger lumbaler Liquordrainage sistiert. Hierbei erfolgt die Deckung bei Duraläsion mit Liquorrhoe über einen kleinen subtemporalen Zugang und mittels Faszie oder alloplastischem Duraersatz sowie Fibrinkleber oder TachoSil®.

Bei der klassischen frontobasalen Deckung erfolgt der Zugang über einen Bügelschnitt und eine osteoplastische bifrontobasale Kraniotomie (◘ Abb. 4.66). Nach Präparation und Umschlagen des Galealappens (◘ Abb. 4.67) wird ein separater, basal gestielter Lappen aus Perikranium (Periost und Aponeurose; Pericranial Flap) präpariert (◘ Abb. 4.68). Mit Hilfe einer medianen Bohrlochtrepanation etwa im Bereich der frontalen Stirnhaargrenze erlangt man direkte Kontrolle über den Sinus sagittalis superior und es ist möglich, mit einem gebogenen Dissektor die sinusnahe Dura vorsichtig von der Tabula interna abzuschieben. Von der Bohrlochtrepanation aus wir ein bifrontobasaler Knochendeckel ausgefräst (◘ Abb. 4.69) und anschließend gehoben.

4

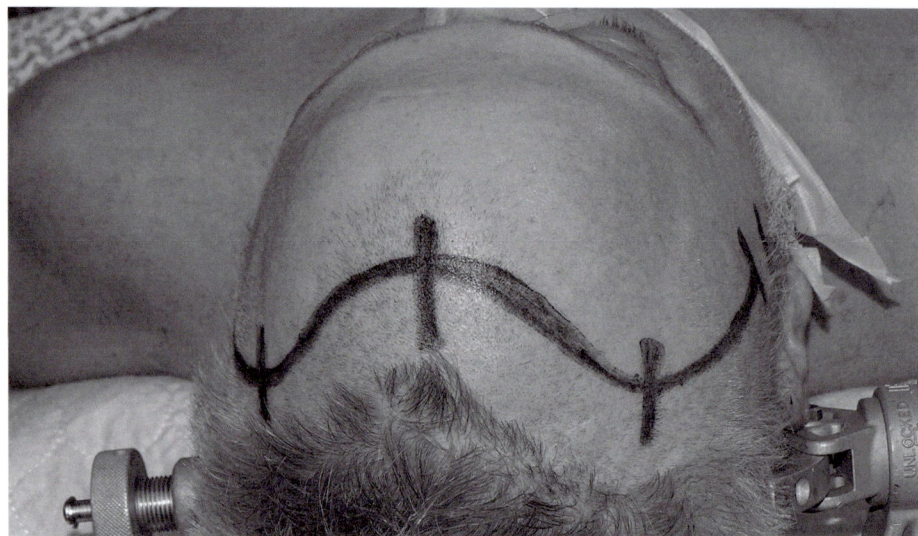

◨ **Abb. 4.66** Hautschnittführung bei einer klassischen bifrontalen Kraniotomie zum Einsatz einer frontobasalen Duraplastik bei größeren bzw. multiplen Defekten mit Rhinoliquorrhoe

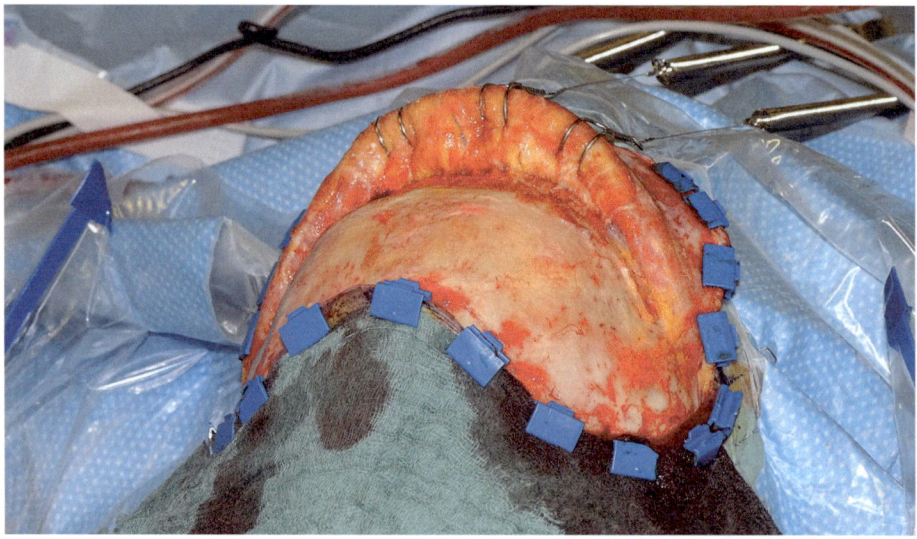

◨ **Abb. 4.67** Nach basal präparierter, umgeschlagener und mittels Federhaken fixierter Galealappen. Periost und Aponeurose verbleiben zunächst auf der Tabula externa, da sie für die Duraplastik benötigt werden

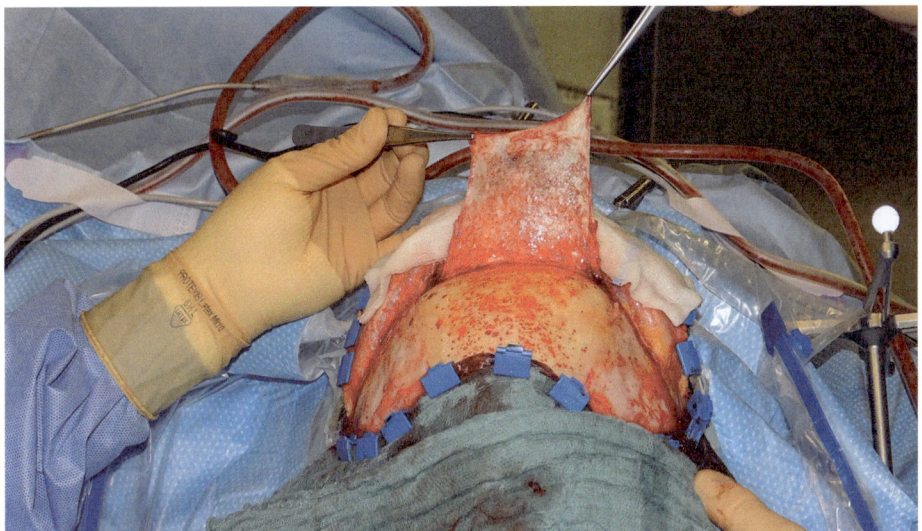

◘ **Abb. 4.68** Gestielter Gewebslappen aus Periost und Aponeurose (Pericranial Flap) für die frontobasale Duraplastik

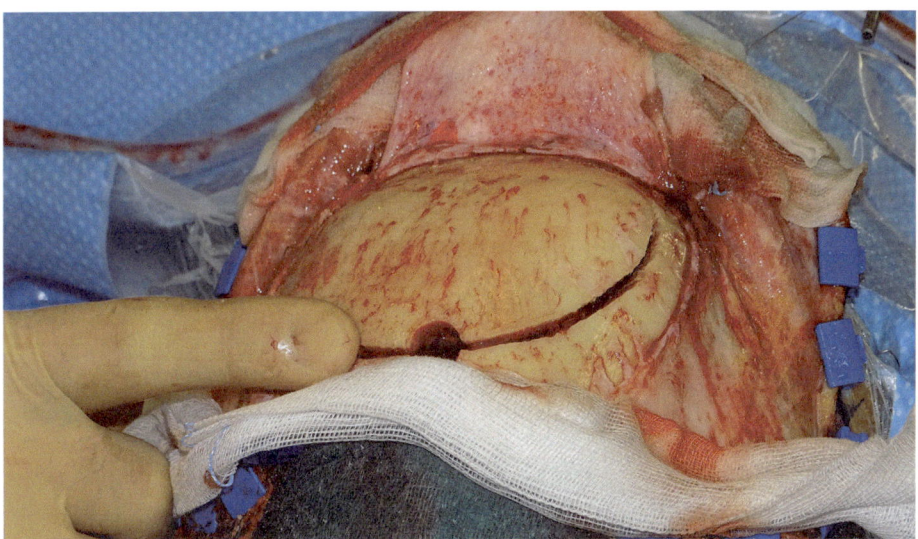

◘ **Abb. 4.69** Mediane Bohrlochtrepanation und bifrontobasale Kraniotomie

Bei Defekten der anterioren frontalen Schädelbasis ist oft eine extradurales Vorgehen möglich. Bei weiter posterior gelegenen Defekten ist dann ein extradurales Vorgehen möglich, wenn aufgrund der Schwere der Verletzung die Filiae olfactoriae ausgerissen sind bzw. eine Anosmie besteht (◘ Abb. 4.70). Zunächst müssen größere Fragmente

4

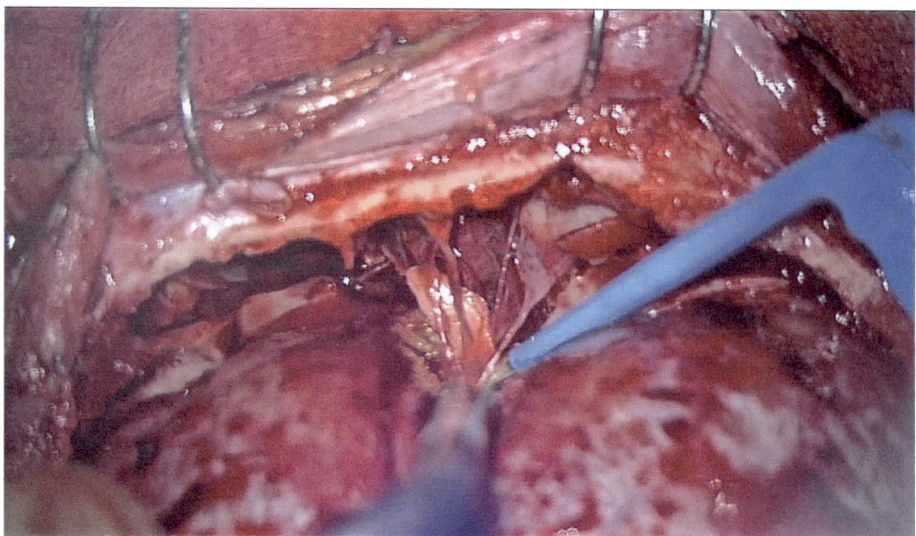

◻ **Abb. 4.70** Extradurale Inspektion ausgedehnter frontobasaler Frakturen mit Beteiligung von Stirnhöhlenhinterwand und Orbitadächern beidseits. Kleinere Knochenfragmente, die nicht refixiert werden
können, werden entfernt

mittels Miniplattenosteosynthese refixiert werden, dies ist typischerweise an der Stirnhöhlenhinterwand und den Orbitadächern der Fall (◻ Abb. 4.71, 4.72, 4.73 und 4.74).
Danach wird der Pericranial Flap eingeschlagen und insbesondere bei großen Defekten
mit Titan-Mesh fixiert (◻ Abb. 4.75).

Beim intraduralen Vorgehen wird unter Mikroskopsicht beidseits basal die Dura
inzidiert, dabei müssen in der Mittellinie Falx und Ursprung des Sinus sagittalis superior

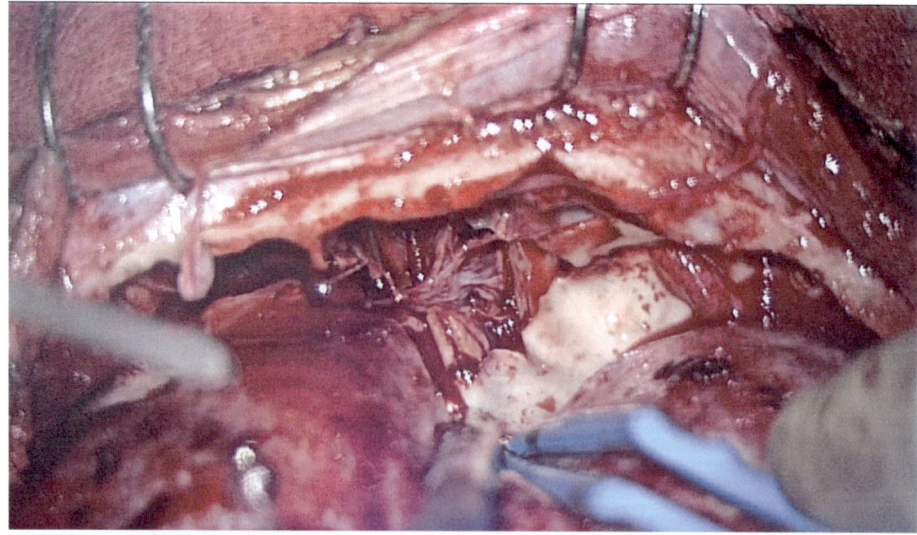

◻ **Abb. 4.71** Weitere Inspektion in Richtung der ebenfalls frakturierten Lamina cribrosa

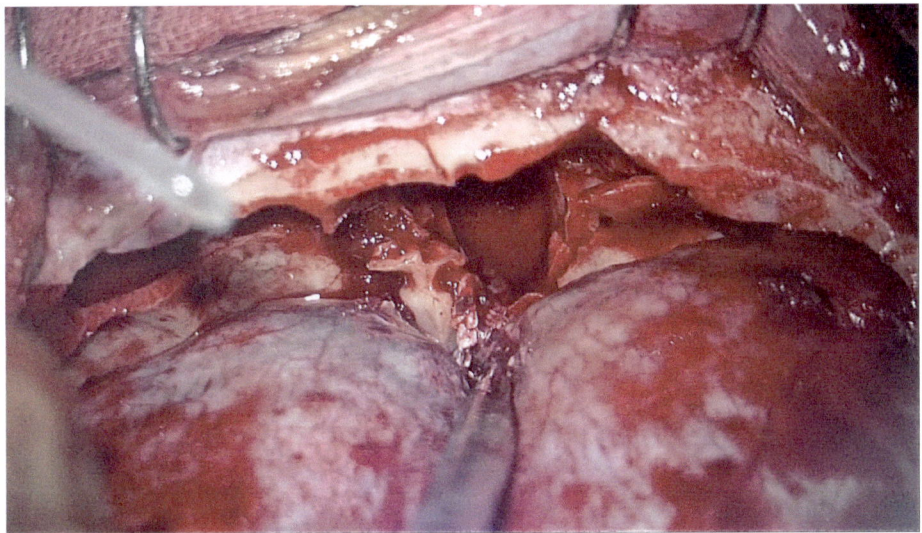

◘ **Abb. 4.72**   In der Mittellinie findet sich ein größeres Fragment, dass refixiert werden muss

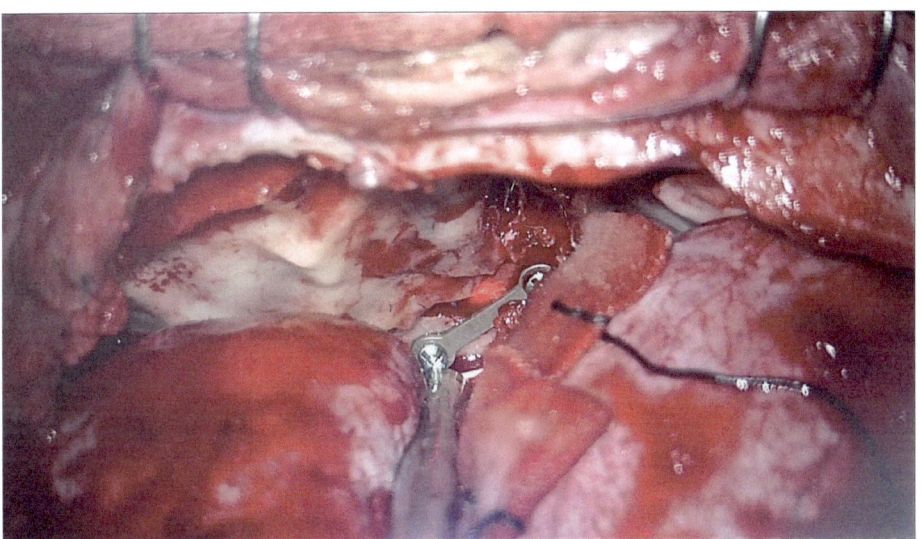

◘ **Abb. 4.73**   Mittels Miniplattenosteosynthese refixiertes Hauptfragment der Lamina cribrosa

4

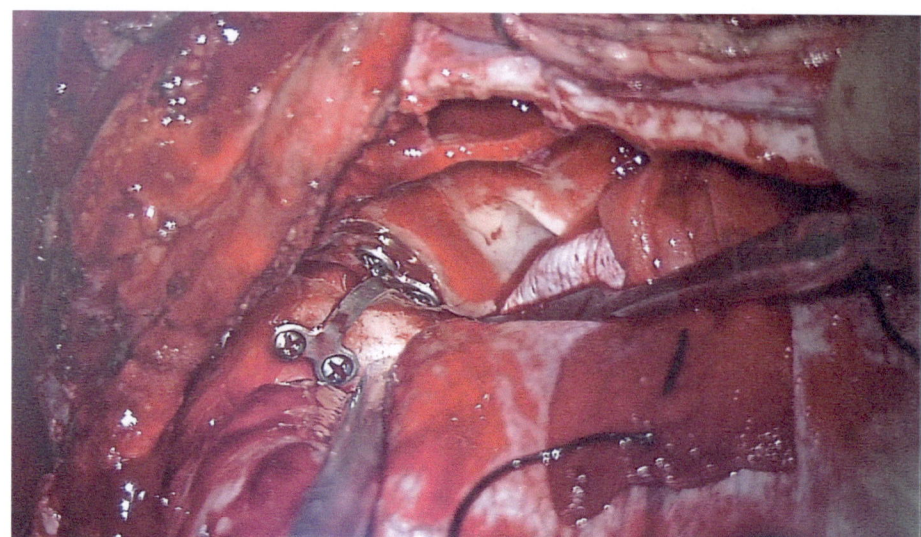

☐ **Abb. 4.74**   Weitere Osteosynthese zur Refixation eines großen Fragments des linken Orbitadaches

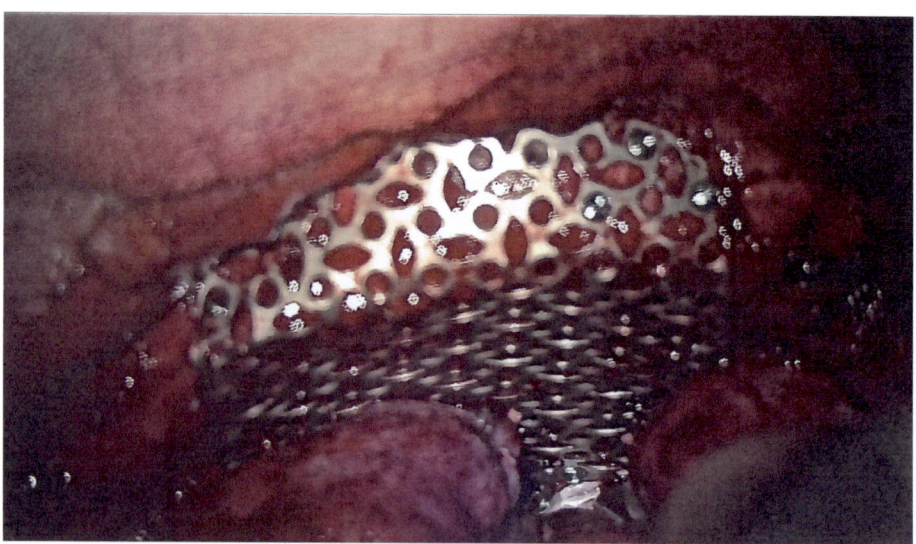

☐ **Abb. 4.75**   Extradural eingeschlagener Pericranial Flap, der zusätzlich mit Titan-Mesh fixiert wurde

durchtrennt werden, um die Dura zurückschlagen zu können. Die Frontalpole des Hirns werden zum Schutz mit feuchten Watten abgedeckt. Eine Retraktion der beiden Frontallappen mit selbsthaltenden Spateln zur Inspektion der Frontobasis ist meist nicht erforderlich, da das Hirn meist aufgrund der Schwerkraft ausreichend zurückfällt. Nun können die Defekte inspiziert werden. Sind trotz des Schädel-Hirn-Traumas die Filiae olfactoriae nicht ausgerissen, müssen diese bei der Inspektion und Präparation sehr sorgsam behandelt werden, um eine für den Patienten sehr belastende Anosmie zu vermeiden. Abschließend wird der Pericranial Flap eingeschlagen und mit einigen Nähten an der frontobasalen Dura fixiert, bevor die frontobasale Dura mittels Naht verschlossen wird.

Umschriebene frontobasale Defekte können auch mit einer gezielten kleinen frontolateralen oder supraorbitalen Kraniotomie angegangen werden, da hier die Zugangsmorbidität erheblich geringer ist (☐ Abb. 4.76).

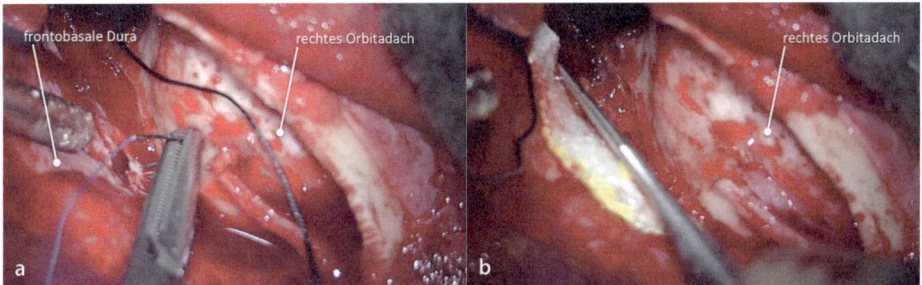

☐ **Abb. 4.76**   **a, b** Lateralisierte supraorbitale Kraniotomie, extradurale Naht und Abdeckung mit TachoSil® bei umschriebener Duraruptur

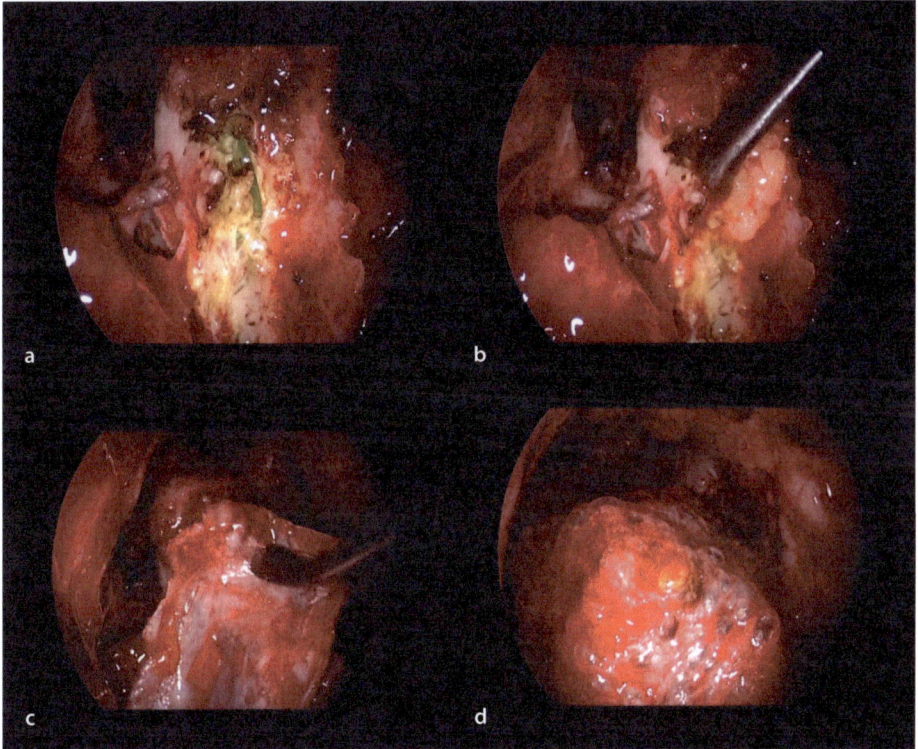

☐ **Abb. 4.77**   **a–d** Defekt der Lamina cribrosa rechts (**a**), endoskopische Versorgung. Applikation von Fett in Underlay-Technik (**b**). Onlay von Faszie (**c**), danach Abdecken mit TachoSil® (**d**). (Mit freundlicher Genehmigung von Prof. Dr. Rainer Weber, HNO-Klinik, Klinikum Karlsruhe)

4

■ **Endoskopische Technik**

Die endonasale endoskopische Technik ist deutlich weniger invasiv, da dem Patienten ein langer Hautschnitt am Kopf und eine Kraniotomie erspart werden. Lediglich für die Entnahme von Fascia lata am Bein oder Fettgewebe am Bauchnabel ist ein Hautschnitt erforderlich. Vor der endonasalen Endoskopie und Inspektion der medialen frontalen Schädelbasis wird intrathekal Fluorescein appliziert, um intraoperativ unter Verwendung eines Blaulichtfilters und eines ergänzenden Sperrfilters am Endoskop die traumatische Liquorfistel lokalisieren zu können. Zur Deckung des Duradefekts wird zunächst die Underlay-Technik angewandt. Hierbei wird ein Faszien- oder Fetttransplantat mit einem Dissektor zwischen Dura und Knochen der Schädelbasis platziert. Die Plastik wird dann mit Fibrinkleber oder TachoSil® fixiert. Bei großen Defekten empfiehlt sich in zusätzlicher Onlay-Technik ein weiteres Transplantat, welches über den knöchernen Defekt gelegt und ebenfalls fixiert wird (◘ Abb. 4.77 und 4.78). Die Kombination von Underlay- und Onlay-Technik wird auch als Sandwich-Technik bezeichnet.

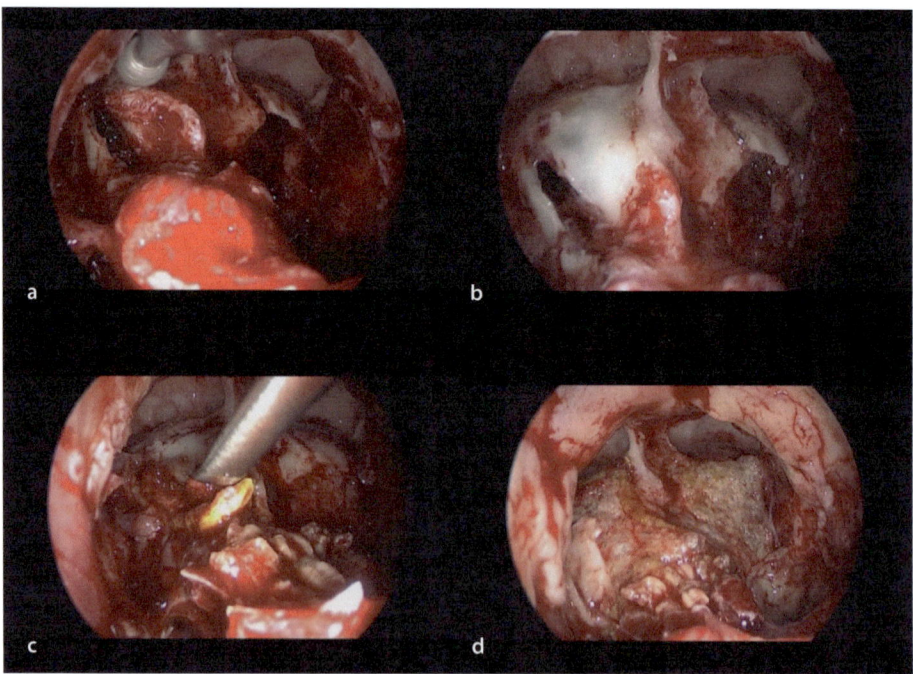

◘ **Abb. 4.78   a–d** Beiderseitige große Fraktur der Stirnhöhlenhinterwand (**a**), zunächst Glätten des Knochens (**b**). Intrakranielle Applikation von TachoSil® (**c**). Onlay von TachoSil® (**d**). (Mit freundlicher Genehmigung von Prof. Dr. Rainer Weber, HNO-Klinik, Klinikum Karlsruhe)

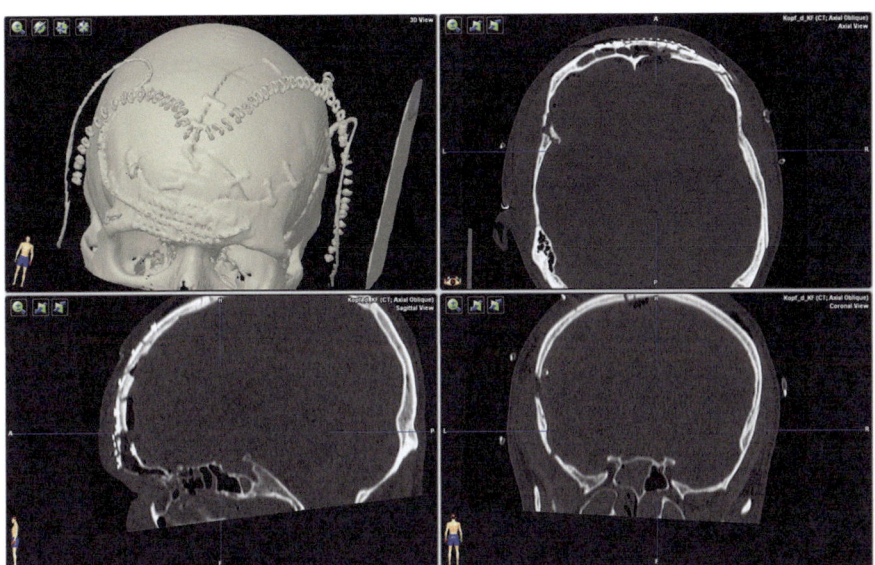

◻ **Abb. 4.79** Status nach Reposition und Rekonstruktion von Frontobasis und frontaler Konvexität mittels Titan-Mesh und Miniplättchen bei multiplen komplexen Frakturen der Frontobasis und der Konvexität nach Sturz aus mehreren Metern Höhe (Patient aus ◻ Abb. 4.64). CT im Knochenfenster mit 3D-Rekonstruktion

4.7.5 Weiterbehandlung und Nachsorge

Eine CT-Untersuchung am ersten postoperativen Tag dient dazu, ein epidurales Hämatom im Zugangsbereich auszuschließen und die regelrechte Position des Osteosynthesematerials zu dokumentieren (◻ Abb. 4.79). Die weitere Behandlung richtet sich nach klinischen Kriterien, denn es muss durch die Operation zu einem sicheren Sistieren der Liquorrhoe kommen.

4.7.6 Kombinierte Verletzungen

Gravierende Schädelbasisverletzungen treten nicht selten in Kombination mit anderen Schädel-Hirn-Verletzungen auf. Häufig finden sich in diesen Fällen Kalottenfrakturen an der Konvexität, intrazerebrale Kontusionsblutungen und Epiduralhämatome (◻ Abb. 4.80). Insbesondere bei raumfordernden Epiduralhämatomen ergibt sich eine wesentlich höhere Dringlichkeit der operativen Versorgung, da eine unmittelbare vitale Bedrohung vorliegt. Die operative Versorgung der Schädelbasis hat in der Regel eine wesentlich geringere Dringlichkeit, sie kann auch noch nach einigen Tagen als Sekundäreingriff erfolgen, wenn sich der Patient stabilisiert hat.

4

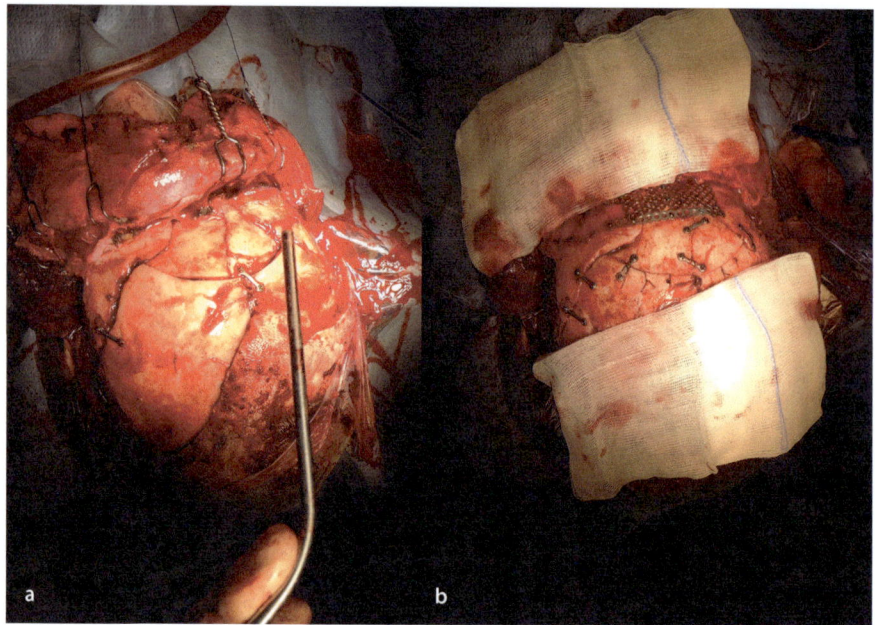

 Abb. 4.80   a, b Operative Versorgung einer komplexen Schädel-Hirn-Verletzung (Patient
aus Abb. 4.64 und 4.79). Multiple frontobasale und frontale Schädelfrakturen (**a**); unter dem
frontolateralen Kalottenstück, das mit Miniplättchen fixiert ist, wurde ein Epiduralhämatom entlastet.
Intraoperativer Situs nach Versorgung aller Frakturen mittels Miniplattenosteosynthese bzw. Titan-Mesh
einschließlich Rekonstruktion der Stirnhöhlenvorderwand (**b**). An der bogenförmigen frontalen Fraktur-
linie sind Durahochnähte erkennbar, die ein erneutes Epiduralhämatom verhindern sollen

4.8   Chronisches Subduralhämatom nach moderatem Trauma

4.8.1   Pathophysiologie

Das chronische Subduralhämatom ist typischerweise eine Erkrankung des höheren
Lebensalters mit einer Inzidenz von 58,1 Fällen pro 100.000 Einwohner pro Jahr bei
Menschen, die älter als 65 Jahre sind (Kudo et al. 2000). Chronische Subduralhämatome
entstehen durch einen Einriss von Brückenvenen als Folge einer Hirnatrophie und/oder
einer Schwäche der Venenwände in dieser Altersgruppe (König et al. 2002). In etwa
der Hälfte der Fälle lässt sich ein Bagatelltrauma eruieren, dass bereits einige Wochen
zurückliegt. Nachdem sich im Subduralraum ein Hämatom gebildet hat, kann dieses
durch Antikoagulanzien, einen ethyltoxischen Leberschaden oder eine hämatologische
Erkrankung aufrechterhalten werden. Als Folge bildet sich eine neovaskularisierte Mem-
bran, die eine Resorption des Hämatoms verhindert. Rekurrente Blutungen führen zum
raumfordernden Effekt, der dann klinische Symptome verursacht. Ebenso wird ein
osmotischer Gradient als Ursache der zunehmenden Raumforderung angenommen.
Hierbei wirkt der zunehmende Eiweißgehalt im Subduralraum als Generator für eine
weitere Zunahme des Ergusses. Dieser Mechanismus wirkt nicht nur bei chronischen
Subduralhämatomen, sondern auch bei subduralen Hygromen.

Die oben erwähnte Wirkung von Antikoagulanzien, die nach einem Bagatelltrauma die Entwicklung eines chronischen Subduralhämatoms fördern, erschwert die operative und postoperative Therapie insbesondere dadurch, dass die blutgerinnungshemmende Wirkung neuerer Präparate häufig laborchemisch nicht erfasst werden kann (Foreman et al. 2018).

4.8.2 Klinische Symptomatik

Die Patienten berichten häufig über chronische und therapierefraktäre Zephalgien, gelegentlich in Kombination mit Übelkeit. Häufige neurologische Symptome sind eine latente bis mittelgradige Hemiparese, aphasische Störungen, Desorientiertheit, kognitive Einschränkungen und fokale Krampfanfälle. Selten kommt es zu einer klinischen Dekompensation mit kurzfristiger Bewusstseinseintrübung, in diesen Fällen liegt dann eine Notfallsituation vor.

4.8.3 Radiologische Befunde

Typische Befunde in der nativen kraniellen CT sind sichelförmige iso- bis hypointense Raumforderungen über den Hemisphären (◘ Abb. 4.81), bei entsprechender Größe mit Kompression des darunterliegenden Hirns, die gelegentlich zur Kompression des

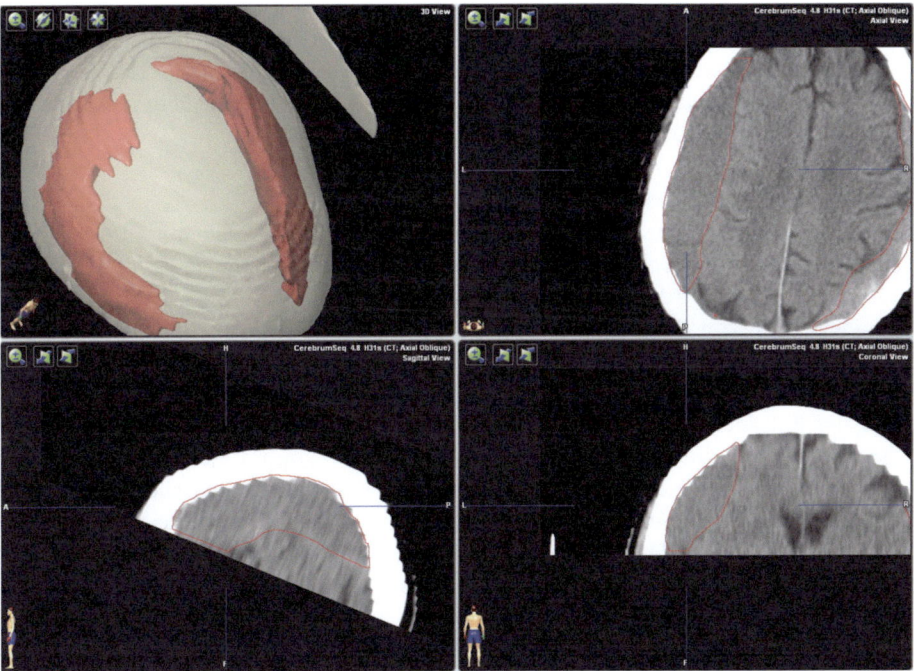

◘ **Abb. 4.81**   Typischer Befund eines beiderseitigen frontoparietalen chronischen Subduralhämatoms. Das linksseitige Hämatom übt im Vergleich zur Gegenseite eine signifikant stärkere Raumforderung auf das Zerebrum aus. CT im Weichteilfenster mit 3D-Rekonstruktion

4

ipsilateralen Seitenventrikels und Mittellinienverlagerung führt. Bei einigen Patienten finden sich Membranen innerhalb des Hämatoms oder frische, hyperdens imponierende Hämatomanteile. Gelegentlich stellen sich Patienten mit MRT-Aufnahmen vor, hier richtet sich die Signalintensität der Hämatome nach dem Alter der Blutung, dem Eiweißgehalt und der Art der Untersuchungssequenz.

4.8.4 Operative Versorgung

Indikationsstellung

Asymptomatische chronische Subduralhämatome mit fehlender Raumforderung in der CT werden verlaufskontrolliert. Symptomatische Hämatome werden typischerweise mit einer dringlichen Indikation operativ versorgt, da sich als Ursache der neurologischen Defizite eine relevante Raumforderung radiologisch visualisieren lässt. In seltenen Fällen bei komatösem Patienten und massiver Raumforderung besteht eine Notfallindikation zur operativen Entlastung.

Chirurgische Technik

■ **Twist-Drill-Technik**

Zahlreiche Publikationen haben die Effektivität der minimalinvasiven Twist-Drill-Trepanation zur Behandlung einfacher, nicht gekammerter Hämatome insbesondere bei älteren und multimorbiden Patienten nachgewiesen (Garber et al. 2016; Hubschmann 1980; Reinges et al. 1999, 2000; Tabaddor und Shulmon 1977). Hier wird in Lokalanästhesie nach Stichinzision ein kleines Bohrloch mit einem Handbohrer angelegt. Nach Perforation der Dura entlastet sich spontan ein Teil des flüssigen Hämatoms, danach wird eine relativ dünne subdurale Drainage über das Bohrloch vorgeschoben, die üblicherweise für drei Tage belassen wird.

■ **Einfache Bohrlochtrepanation**

Bei chronischen Subduralhämatomen mit minimalen Membranen und/oder Koageln erfolgt eine Bohrlochtrepanation (□ Abb. 4.82), die gegebenenfalls mit der Stanze minimal erweitert wird, um den Subduralraum adäquat inspizieren und spülen zu können und um am Ende der Operation die subdurale Drainage einfacher platzieren zu können.

Nach der Bohrlochtrepanation werden Knochenlamellen der Tabula interna mit dem Dissektor entfernt, und es erfolgt optional eine Erweiterung mit der Stanze. Bei venösen epiduralen Blutungen sollte zur Blutstillung etwas Kollagen zwischen Kalotte und Dura geschoben und großzügig mit Ringer-Lösung gespült werden. Bei bluttrockenen Verhältnissen wird die Dura kreuzförmig inzidiert. Dabei entleert sich bereits ein Teil des flüssigen, unter Druck stehenden Hämatoms (□ Abb. 4.83). Die Duraränder werden koaguliert, um den Subduralraum besser einsehen zu können. Nun wird der

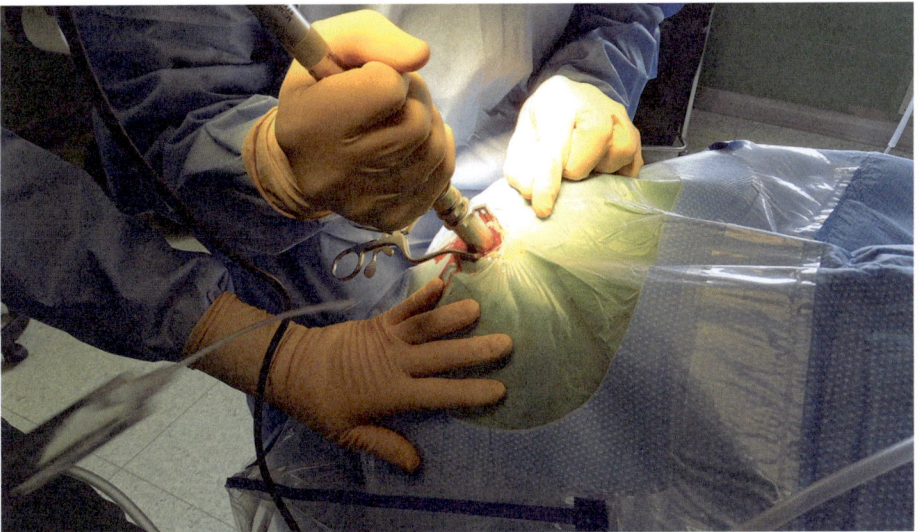

Abb. 4.82 Setzen einer frontolateralen Bohrlochtrepanation nach kleinem Sperrerschnitt

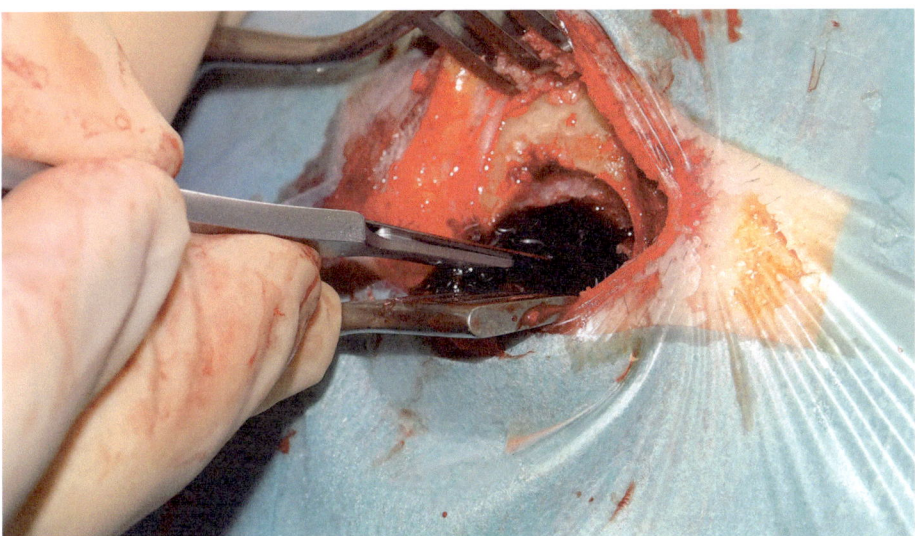

Abb. 4.83 Spontane Teilentlastung des chronischen Subduralhämatoms während der Durainzision

4

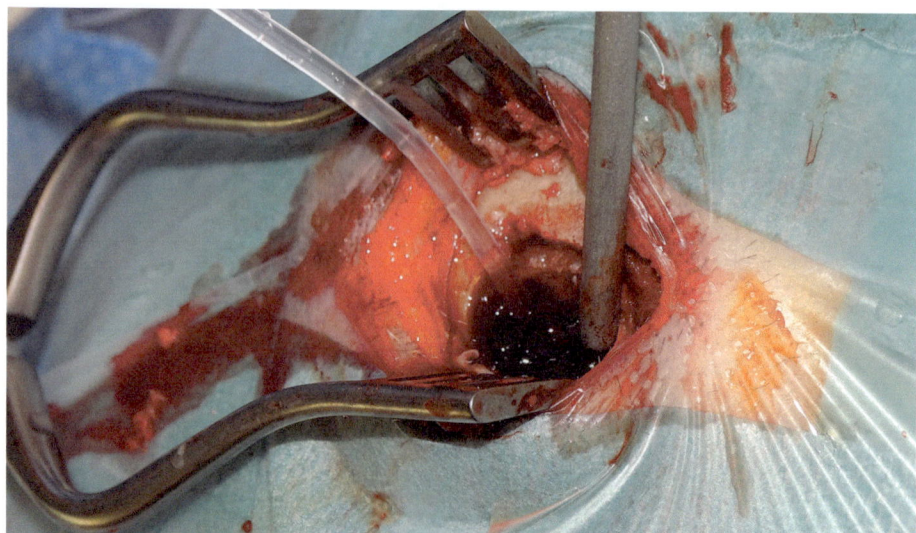

☐ **Abb. 4.84**   Subdurales Ausspülen und Absaugen des restlichen Hämatoms

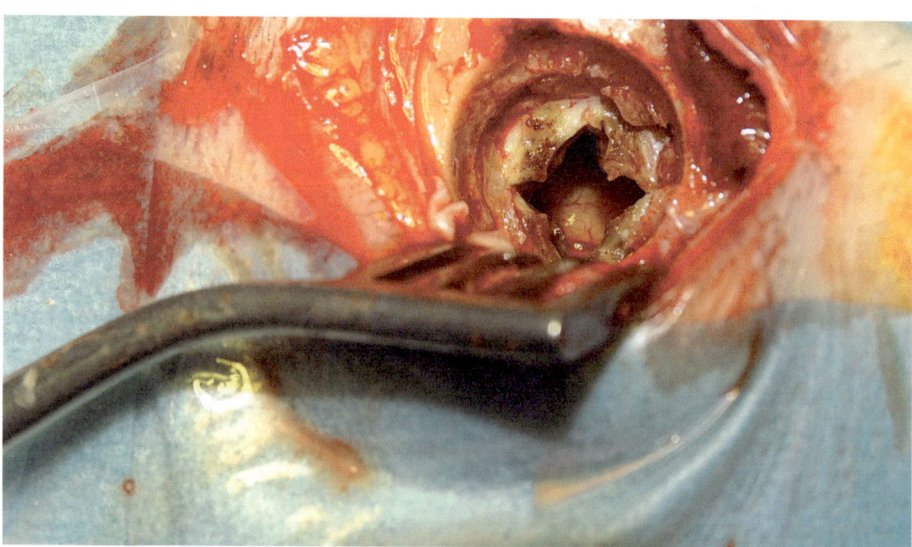

☐ **Abb. 4.85**   Vollständige subdurale Hämatomentlastung mit sichtbarem Kortex im Bereich der Bohrlochtrepanation bzw. der Durainzision

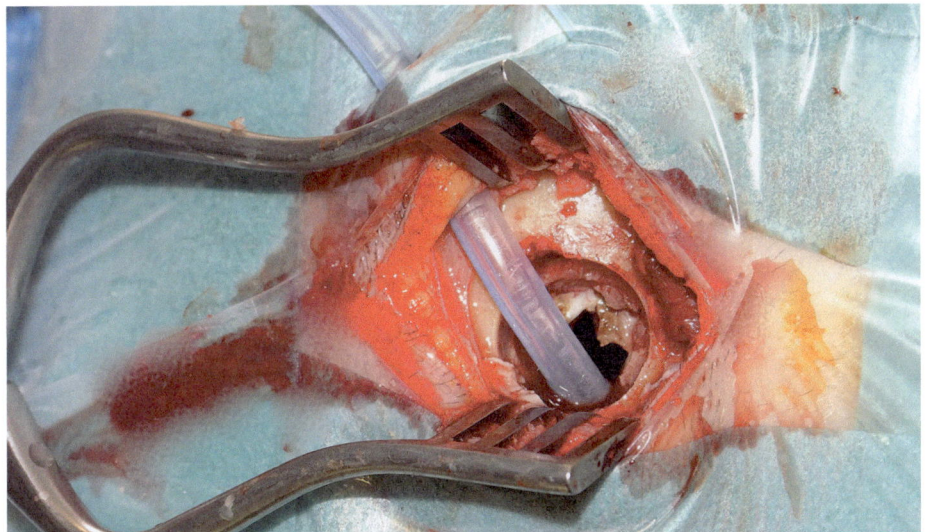

◻ Abb. 4.86   Einliegende subdurale Robinson-Drainage, über die in den ersten drei postoperativen Tagen eine Spülung erfolgt

Subduralraum ausgiebig mit warmer Ringer-Lösung gespült, bis die zurücklaufende Flüssigkeit einigermaßen klar zurückläuft (◻ Abb. 4.84 und 4.85). Danach sollte in Abhängigkeit von den Platzverhältnissen eine subdurale Robinson-Drainage platziert werden, die im Regelfall für drei Tage belassen wird (◻ Abb. 4.86). Hierbei muss besondere Sorgfalt angewandt werden, um den Kortex nicht zu verletzen. Nach Fixieren der Drainage kann der Wundverschluss erfolgen.

■ **Osteoplastische Kraniotomie mit Membranresektion**
Größere Hämatome mit erkennbaren multiplen Membranen und/oder Rezidivhämatome mit größeren akuten Anteilen sollten über eine osteoplastische Kraniotomie evakuiert werden (Manickam et al. 2017). Insgesamt ist zu berücksichtigen, dass die operationsbedingte Morbidität in dieser Patientengruppe höher ist, da Resektion bzw. Ablösung der Membranen zu einer Traumatisierung des Kortex führen können und ein höheres Nachblutungsrisiko aus persistierenden Membranen implizieren.

Das Vorgehen der Kraniotomie und Duraeröffnung entspricht grundsätzlich der Operationstechnik bei akuten Subduralhämatomen (◻ Abb. 4.87 und 4.88). Die Kraniotomie muss hinreichend groß sein, um insbesondere die Ränder der Hämatommembranen erreichen zu können (◻ Abb. 4.89 und 4.90). Wenn möglich, sollte das Ablösen der Membranen stumpf mit dem Dissektor erfolgen, um eine

■ **Abb. 4.87** Bohrloch-trepanation über dem apikalen Rand des Hämatoms

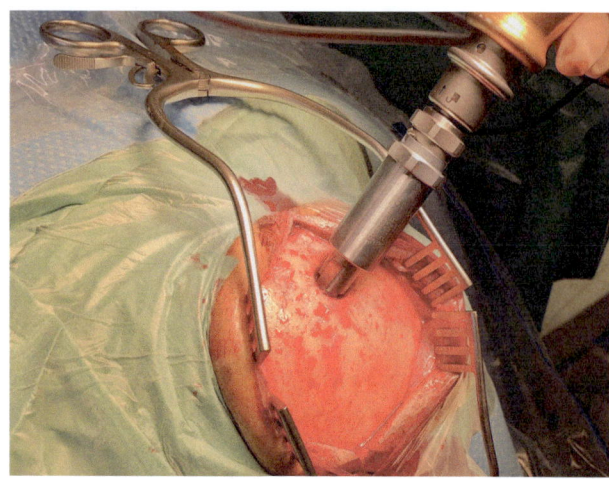

■ **Abb. 4.88** Osteoplastische Kraniotomie über dem Hämatom

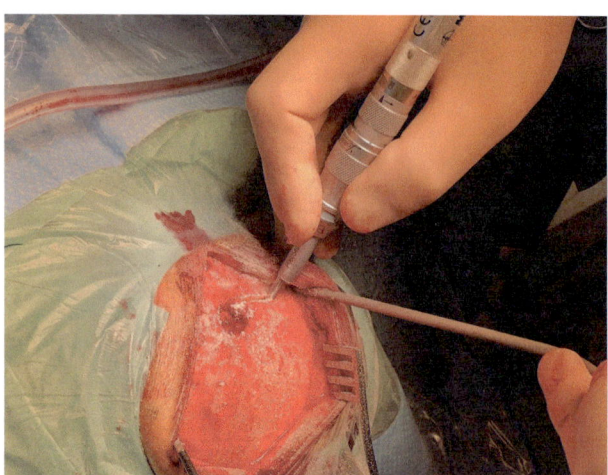

Traumatisierung des Kortex zu vermeiden. Ebenso ist auf eine subtile Blutstillung zu achten, da die Resektionsränder der Hämatommembranen die Quelle einer sub-duralen Nachblutung sein können. Mittels Spülung des Subduralraumes unter den Durarändern wird geprüft, ob es nach Membranresektion noch aktive Blutungs-quellen gibt (■ Abb. 4.91 und 4.92). Abschließend wird eine Robinson-Drainage in den Subduralraum eingelegt (■ Abb. 4.93 und 4.94).

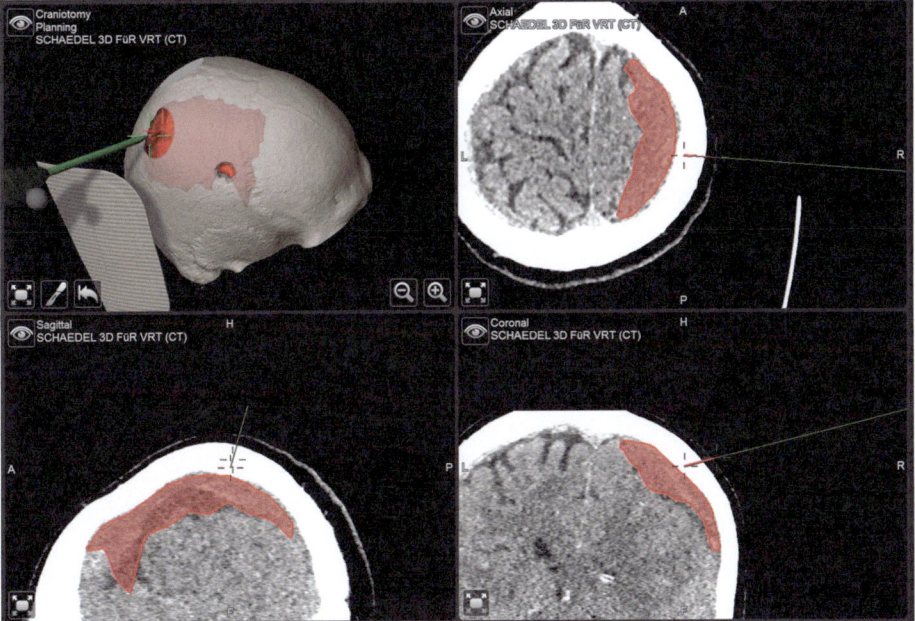

◱ Abb. 4.89   Intraoperative Navigation bei Rezidiv eines chronischen Subduralhämatoms. Nach der vorangegangenen Operation mit Entlastung über eine frontolaterale Bohrlochtrepanation hatte sich ein ausgedehntes Rezidivhämatom mit Membranbildung entwickelt. Der Revisionseingriff wurde als osteoplastische Kraniotomie geplant

◱ Abb. 4.90   Geplante Schnittführung und mit Hilfe der Navigation eruierte Ausdehnung des subduralen Rezidivhämatoms

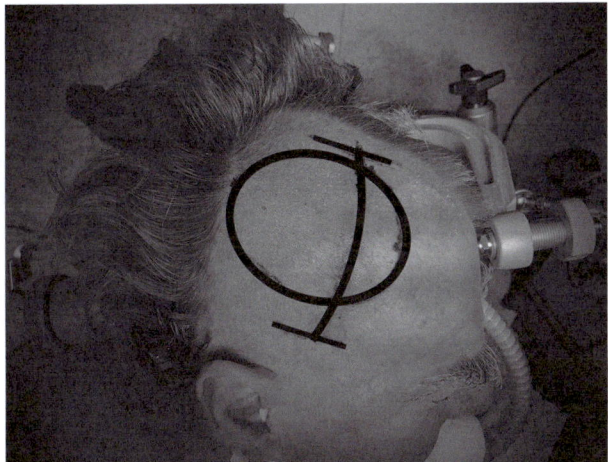

4

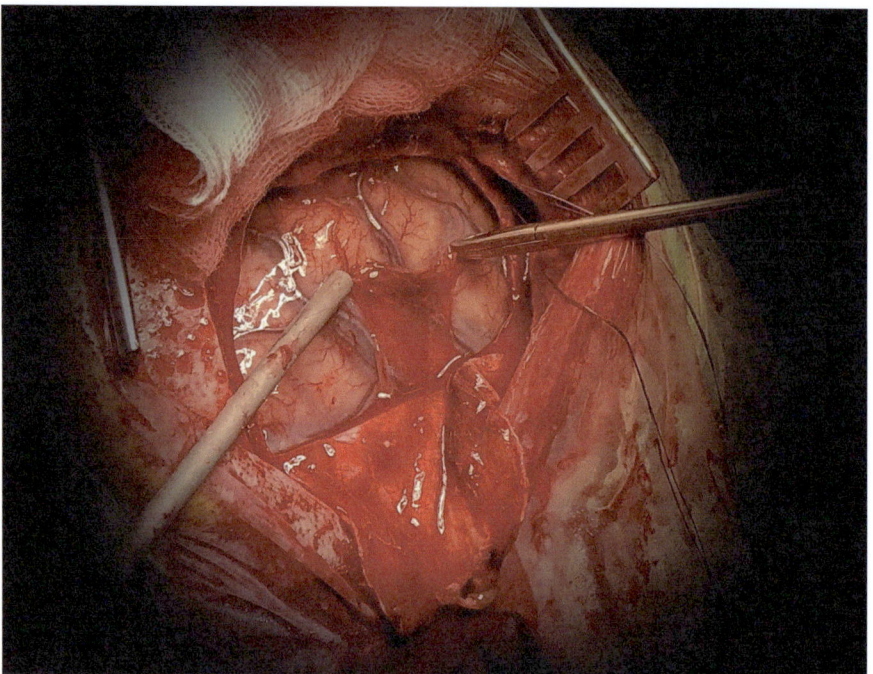

■ **Abb. 4.91**   Eröffnete Dura und Darstellung der bereits teilresezierten subduralen Hämatommembran

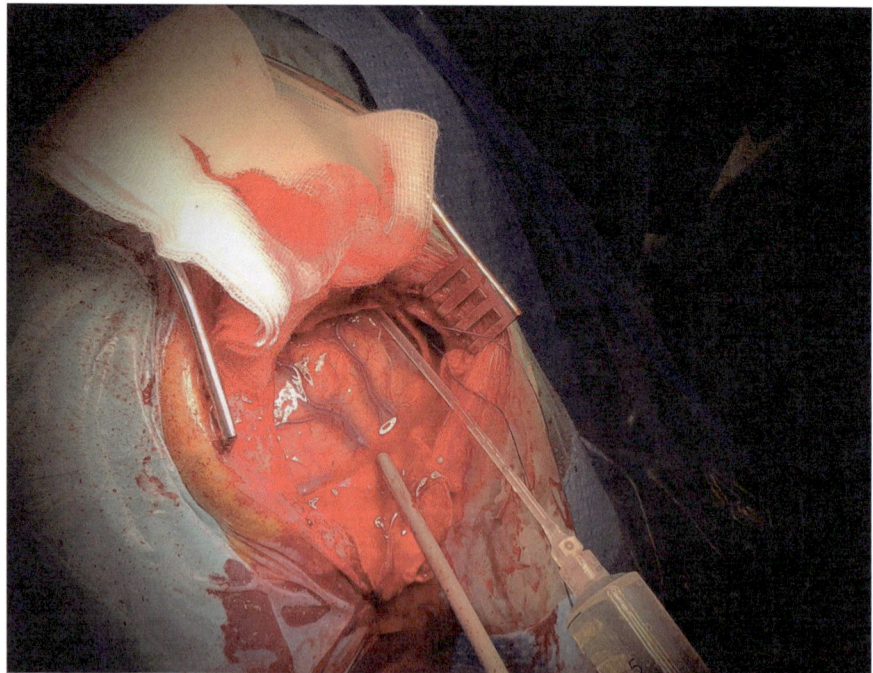

■ **Abb. 4.92**   Ausgiebige Spülung des Subduralraumes nach vollständiger Resektion der Membranen

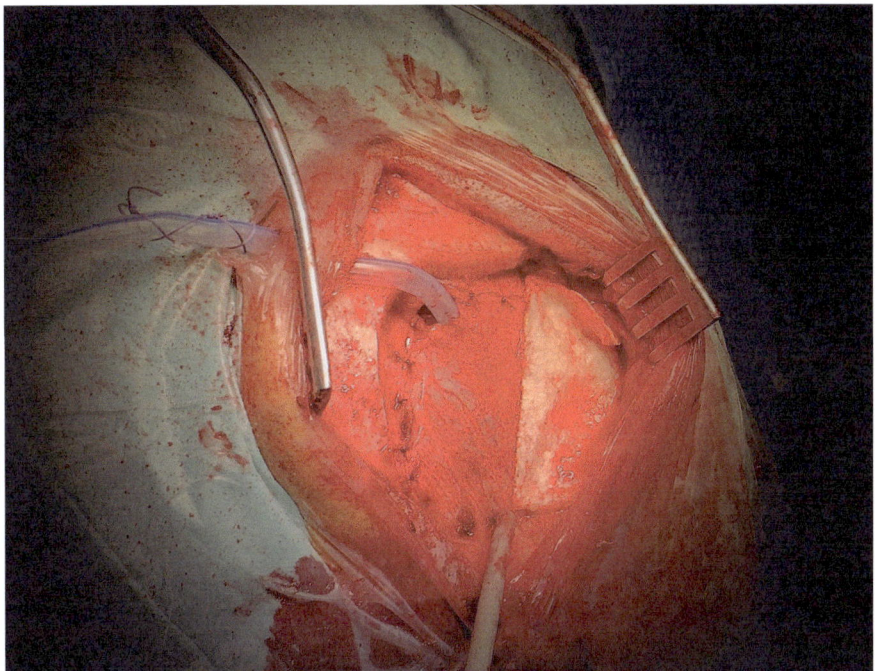

◨ **Abb. 4.93**   Einliegende subdurale Robinson-Drainage, mittels Naht verschlossene Dura und partielle Duraplastik mit TachoSil® bei Defekt nach der vorangegangenen Operation

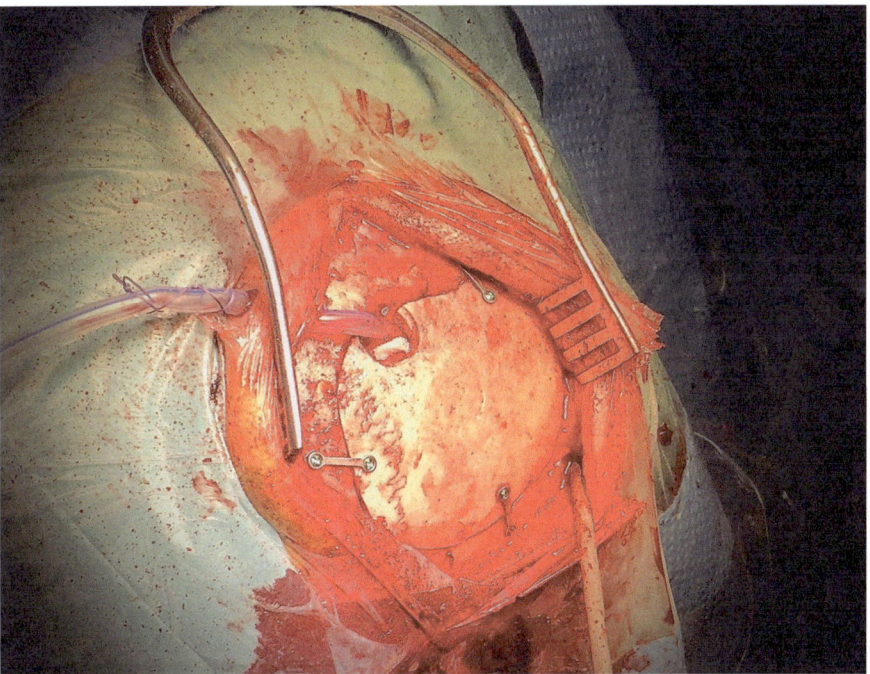

◨ **Abb. 4.94**   Situs am Ende der Operation mit wieder eingesetztem Kalottenstück und über das Bohrloch ausgeleiteter Drainage

4.8.5 Weiterbehandlung und Nachsorge

In den ersten drei postoperativen Tagen wird die subdurale Drainage zweimal täglich angespült, um einen guten Abfluss zu gewährleisten bzw. um den relativ hohen Eiweißgehalt im Resterguss zu verringern. Bei unkompliziertem Verlauf erfolgt nach drei Tagen eine CT-Kontrolluntersuchung (◘ Abb. 4.95). Sind hier Subduralhämatom und raumfordernder Effekt rückläufig, kann die Drainage entfernt werden.

Eine weitere CT im Verlauf erfolgt nach 3 Wochen zum Ausschluss eines relevanten Resthämatoms, insbesondere bei klinischen Auffälligkeiten oder vor dem Wiederansetzen gerinnungshemmender Medikamente.

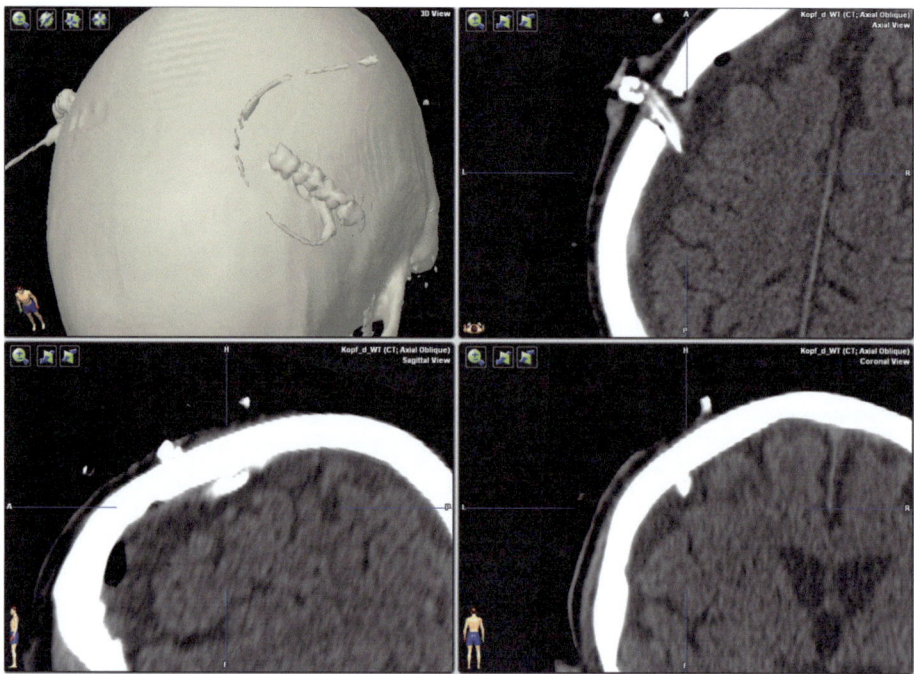

◘ **Abb. 4.95**   Status nach Entlastung beiderseitiger chronischer Subduralhämatome jeweils über eine Bohrlochtrepanation mit subduraler Drainageeinlage (Patient aus ◘ Abb. 4.81). CT im Weichteilfenster mit 3D-Rekonstruktion

4.9 Posttraumatischer Hydrozephalus

4.9.1 Pathophysiologie

Die Häufigkeit des Auftretens eines posttraumatischen Hydrozephalus bei Patienten mit Schädel-Hirn-Verletzung wird mit 8 % angegeben (Kowalski et al. 2018). Insbesondere Patienten mit ausgeprägter traumatischer Subarachnoidalblutung, intraventrikulärer Blutung oder nach Kraniotomie bzw. Kraniektomie neigen zu Störungen der Liquordynamik, wobei hier eine verminderte Liquorreseksion die wesentliche Rolle spielt. Beim posttraumatischen Hydrozephalus handelt es sich somit eine Form des Hydrocephalus malresorptivus. Er tritt meist verzögert 1–3 Monate nach einem Schädel-Hirn-Trauma auf.

4.9.2 Klinische Symptomatik

Bewusstseinsklare Patienten klagen über Kopfschmerzen, Übelkeit, Erbrechen, Gleichgewichtsstörungen und Hirnleistungsstörungen. Letztere beinhalten Defizite der hohen Integrationsfunktion und schnelle Ermüdbarkeit des Denkprozesses. Bei bewusstseinsgestörten Patienten wird eine Verschlechterung der Bewusstseinslage beobachtet. Auch das Auftreten von zerebralen Anfällen kann auf die Entwicklung eines posttraumatischen Hydrozephalus hinweisen. Da er oft protrahiert auftritt, fallen die Patienten typischerweise durch eine Stagnation des Behandlungsfortschritts in der neurologischen Rehabilitationsklinik auf.

4.9.3 Radiologische Befunde

Die kranielle CT oder MRT zeigen eine Erweiterung des Ventrikelsystems, oft mit Ballonierung des dritten Ventrikels sowie der Vorder- und Hinterhörner der Seitenventrikel. Der Evans-Index liegt typischerweise über 0,3. Als Folge des gesteigerten intrakraniellen Drucks ist die zerebrale Furchenzeichnung an der Konvexität vermindert oder nicht mehr erkennbar. Bei Kraniektomiedefekten kann eine Vorwölbung des Hirns beobachtet werden, die das Niveau der Tabula interna deutlich überschreitet.

4.9.4 Operative Versorgung

Indikationsstellung

Bei Vorliegen der oben genannten klinischen Symptome und neuroradiologischen Befunde ist die Implantation eines ventrikuloperitonealen Shuntsystems indiziert. Die Dringlichkeit der Operation hängt von der zeitlichen Dynamik und der Schwere der klinischen Symptome ab.

Operative Technik

Vor der Operation wird das Ventil des Shuntsystems mit Hilfe von dazugehörigen Verstellinstrumentarien auf die gewünschte Druckstufe eingestellt (■ Abb. 4.96 und 4.97). Bei Ventilen mit nachgeschalteter Gravitationseinheit, deren Druckstufe typischerweise

4

🔲 **Abb. 4.96** Hydro-
zephalus-Ventil ProGAV®
(Miethke, Potsdam,
Deutschland) inklusive
nachgeschalteter
Gravitationseinheit und
distalem Shuntkatheter in
steriler Verpackung

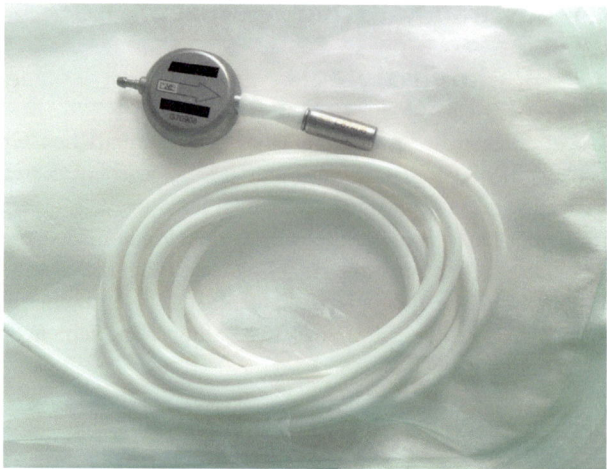

🔲 **Abb. 4.97** Inst-
rumentarium für Ein-
stellung und Kontrolle
des Öffnungsdruckes des
Hydrozephalus-Ventils

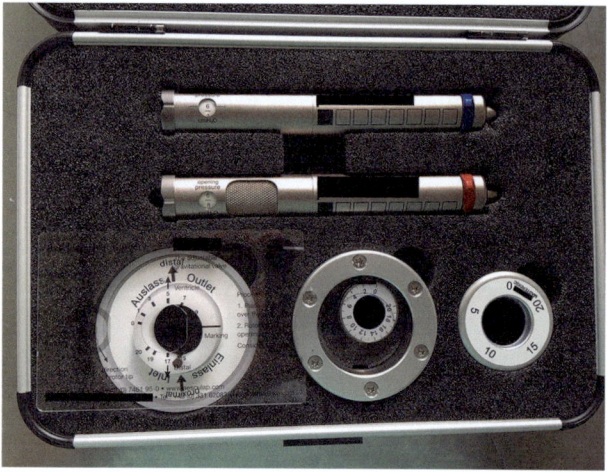

bei 20–25 cm Wassersäule liegt, wird die Druckstufe der Verstelleinheit üblicherweise auf 5–10 cm Wassersäule eingestellt. Letztlich hängt die individuelle Druckstufe für den jeweiligen Patienten von der Dynamik des Hydrozephalus ab und muss im post-operativen Verlauf gelegentlich in Abhängigkeit von Klinik und CT-Befund nochmals angepasst werden.

Die sterile Tuchabdeckung erfasst alle drei Zugänge – frontal, retroaurikulär, abdominell (🔲 Abb. 4.98). Zunächst wird vom frontalen Zugang aus nach retroaurikulär subgaleal untertunnelt und ein Durchzugsfaden vorgelegt (🔲 Abb. 4.99), mit Hilfe des-sen später der proximale Katheter platziert werden kann. Anschließend wird von retroaurikulär nach abdominell mit einer biegbaren Hülse im Subkutangewebe unter-tunnelt und der distale Katheter samt Ventil vorgelegt (🔲 Abb. 4.100, 4.101 und 4.102).

◻ **Abb. 4.98** Steriles Abdecken und Hautschnittführung bei einer ventrikuloperitonealen Shuntimplantation. Die Hautinzisionen befinden sich frontal rechts am Kocher'schen Punkt, retroaurikulär rechts und abdominell rechts in Höhe des Bauchnabels

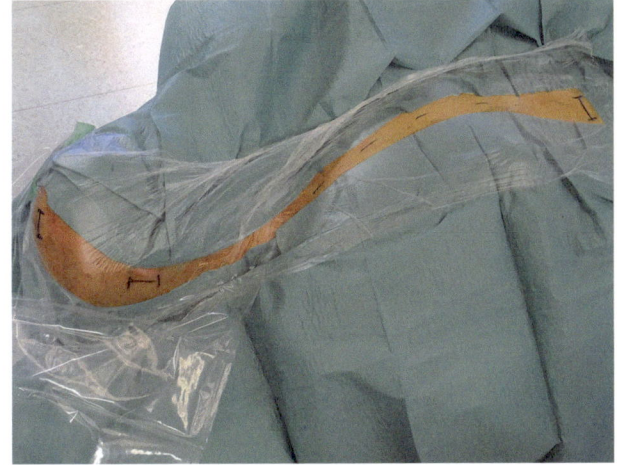

◻ **Abb. 4.99** Subgaleales Vorlegen eines Durchzugsfadens am Kopf, mit Hilfe dessen später der proximale Katheter des ventrikuloperitonealen Shunts verlegt wird

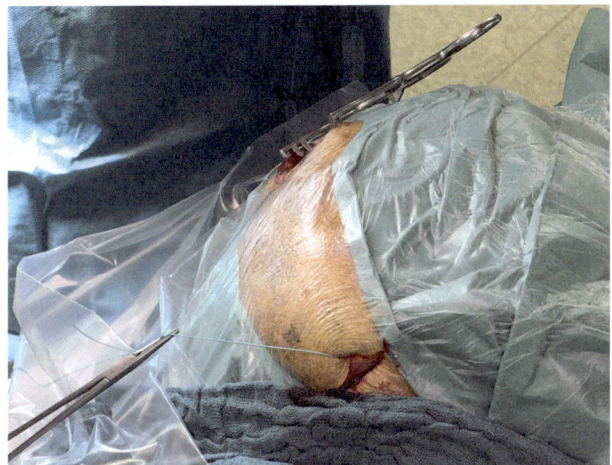

◻ **Abb. 4.100** Vorschieben der Tunnelierhülse für die Implantation des distalen Shuntkatheters von retroaurikulär zur Bauchdecke paramedian rechts in Höhe des Bauchnabels

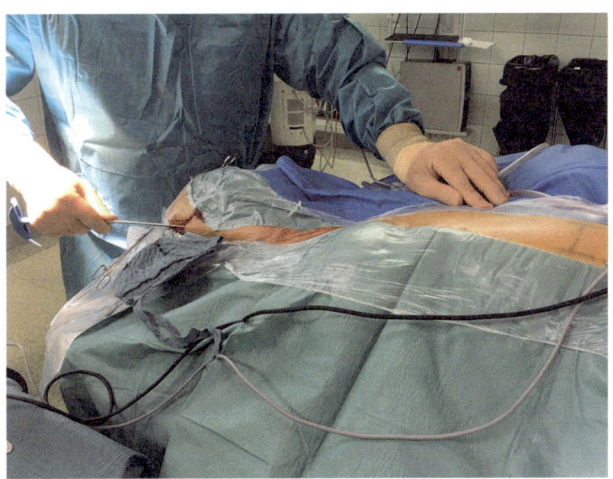

◘ Abb. 4.101 Abdominell ausgeleitete Tunnelierhülse, die vom retroaurikulären Zugang aus vorgeschoben wurde

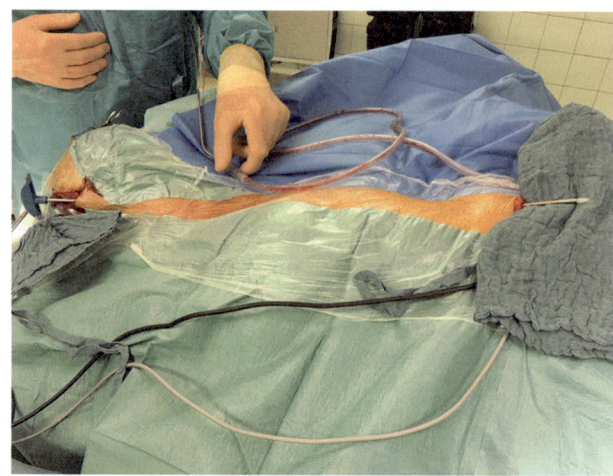

◘ Abb. 4.102 Über die Tunnelierhülse vorgelegter distaler Shuntkatheter mit Ventil und Gravitationseinheit am proximalen Ende

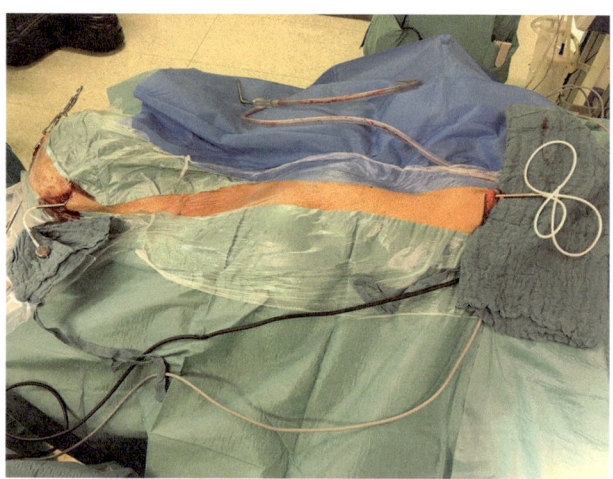

Nun erfolgt frontal am Kocher'schen Punkt (unmittelbar präkoronar und 2,5 cm paramedian) eine Bohrlochtrepanation (◘ Abb. 4.103). Von dieser aus wird die Dura inzidiert und der Kortex punktuell perforiert, um mit Hilfe einer Cushing-Kanüle das Vorderhorn des Seitenventrikels punktieren zu können (◘ Abb. 4.104). Bei der Punktion ist es hilfreich, ipsilateral den medialen Augenwinkel und den äußeren Gehörgang des Patienten zu tasten und in etwa senkrecht zu einer gedachten Verbindungslinie zwischen diesen beiden Landmarken zu punktieren. Die Ventrikelwand liegt je nach Ventrikelweite in 4 bis 4,5 cm Tiefe und bietet der Kanüle einen spürbaren Widerstand. Ist dieser überwunden, entleert sich spontan Liquor. Bei Shuntsystemen mit Bohrlochreservoir (◘ Abb. 4.105) empfiehlt es sich, den Ventrikelkatheter auf 5,7 cm zu kürzen und bereits vor der Ventrikelpunktion mit dem Reservoir zu verbinden. Das vorkonnektierte System lässt sich dann ohne nennenswerte Manipulationen über den bereits bestehenden

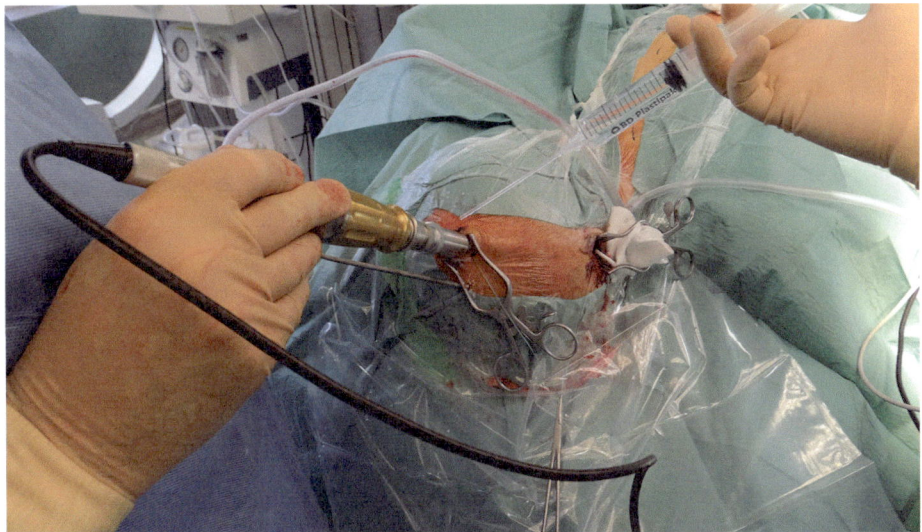

Abb. 4.103 Bohrlochtrepanation frontal rechts am Kocher'schen Punkt

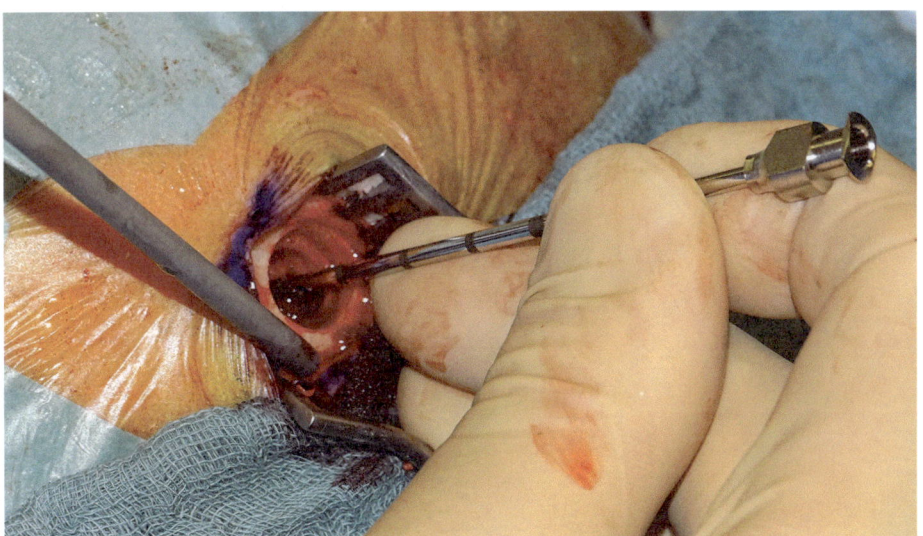

Abb. 4.104 Ventrikelpunktion über die Bohrlochtrepanation mit Hilfe einer Cushing-Kanüle

Punktionskanal bis zum Ventrikel vorschieben. Durch Pumpen am Bohrlochreservoir wird die regelrechte intraventrikuläre Lage des Ventrikelkatheters überprüft. Nun wird der proximale Katheter mit Hilfe des vorgelegten Fadens subgaleal nach retroaurikulär geführt und mit dem Ventil verbunden. Die Verbindung wird mit einer Ligatur gesichert.

Danach kann das Ventil selbst am retroaurikulären Zugang nach distal in die subgaleale Schicht vorgeschoben werden. Um ein Abknicken des distalen Shuntkatheters zu vermeiden, wird nach diesem Manöver der distale Katheter am abdominellen Zugang etwas nachgezogen.

4

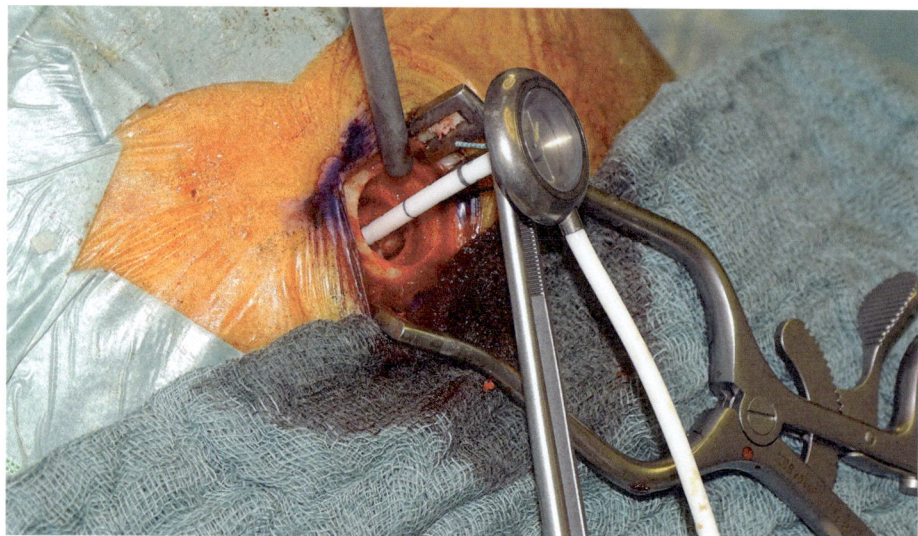

■ **Abb. 4.105**   Vorschieben des vorkonnektierten Ventrikelkatheters inklusive Bohrlochreservoir über den zuvor geschaffenen Punktionskanal

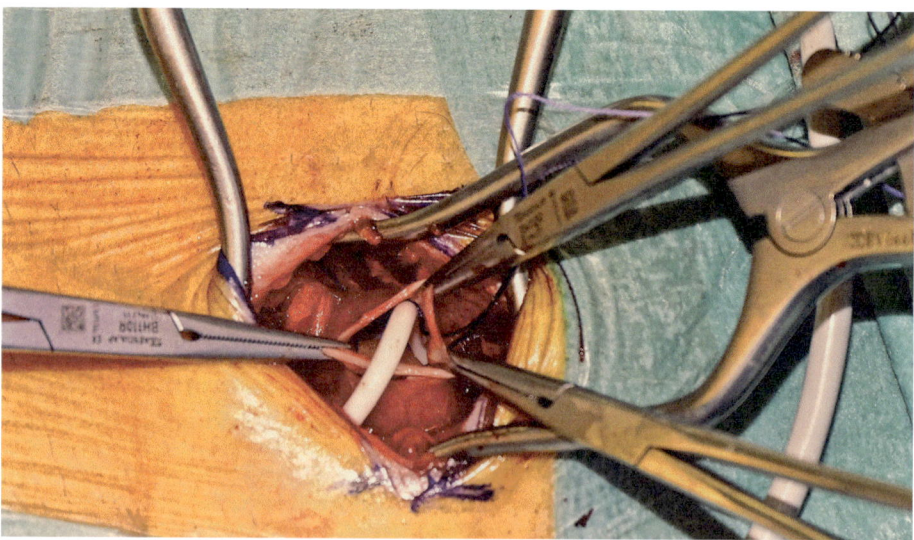

■ **Abb. 4.106**   Peritoneale Öffnung, in die freie Bauchhöhle vorgeschobener distaler Katheter und vorgelegte Tabaksbeutelnaht für den Verschluss

Nun erfolgt die finale Präparation am Bauch mit Darstellen und Inzision der Rektusfaszie. Der Muskel wird stumpf auseinandergedrängt. das tiefgelegene Faszienblatt und das Peritoneum werden inzidiert. Zunächst wird eine Tabaksbeutelnaht am Peritoneum vorgelegt, danach wird der distale Katheter in die freie Bauchhöhle vorgeschoben (■ Abb. 4.106). Nach Knüpfen der Tabaksbeutelnaht erfolgt der abschließende Wundverschluss an allen Zugängen.

4.9.5 **Weiterbehandlung und Nachsorge**

Am ersten postoperativen Tag wird die regelrechte Lage des Ventrikelkatheters mittels kranieller CT kontrolliert (■ Abb. 4.107). Die Ventileinstellung, die vollständige Konnektion und die regelrechte Lage des restlichen Shuntsystems werden mittels Röntgenuntersuchung dokumentiert. Um die intraperitoneale Lage des distalen Shuntendes nachzuweisen, ist eine Röntgenaufnahme des Abdomens in zwei Ebenen erforderlich. Die Röntgenaufnahme des Schädels ist in seitlicher Projektion, die des Thorax in a.p.-Projektion ausreichend.

Ist der weitere klinische Verlauf nicht befriedigend, muss eine weitere kranielle CT erfolgen, um die Dynamik der Ventrikelweite zu untersuchen. Hat die Ventrikelweite nicht hinreichend abgenommen, muss gegebenenfalls das Ventil des ventrikuloperitonealen Shuntsystems auf eine geringere Druckstufe eingestellt werden.

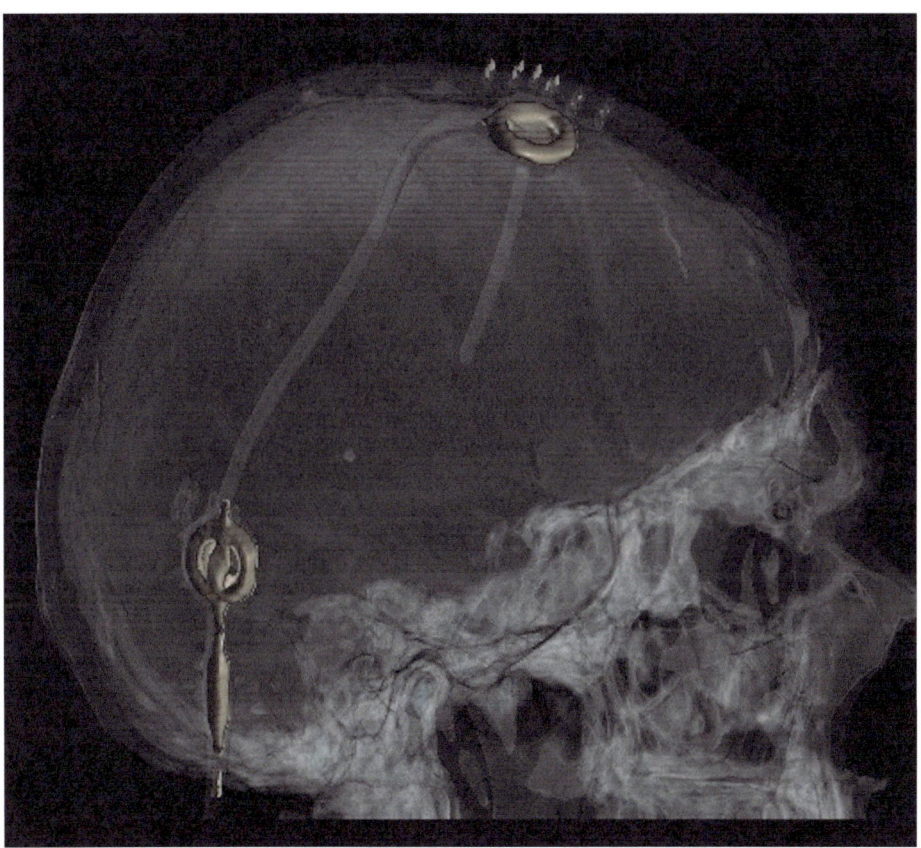

■ **Abb. 4.107**   CT-3D-Rekonstruktion mit Darstellung des Shuntverlaufs am Schädel

Literatur

Carnevale JA, Segar DJ, Powers AY, Shah M, Doberstein C, Drapcho B, Morrison JF, Williams JR, Collins S, Monteiro K, Asaad WF (2018) Blossoming contusions: identifying factors contributing to the expansion of traumaticintracerebral hemorrhage. J Neurosurg 5:1–12

Foreman PM, Ilyas A, Mooney J, Schmalz PGR, Walters BC, Griessenauer CJ (2018) Antiplatelet medication reversal strategies in operative intracranial hemorrhage: a survey of practicing neurosurgeons. World Neurosurg. doi:10.1016/j.wneu.2018.05.064

Garber S, McCaffrey J, Quigley EP, MacDonald JD (2016) Bedside treatment of chronic subdural hematoma: using radiographic characteristics to revisit the twist drill. J Neurol Surg A Cent Eur Neurosurg 77:233–238

Hubschmann OR (1980) Twist drill craniostomy in the treatment of chronic and subacute subdural hematomas in severely ill and elderly patients. Neurosurgery 6:233–236

König SA, Schick U, Döhnert J, Goldammer A, Vitzthum HE (2002) Coagulopathy and outcome in patients with chronic subdural haematoma. Acta Neurol Scand 107:110–116

Kowalski RG, Weintraub AH, Rubin BA, Gerber DJ, Olsen AJ (2018) Impact of timing of ventriculoperitoneal shunt placement on outcome in posttraumatic hydrocephalus. J Neurosurg 23:1–12

Kudo H, Kuwamura K, Izawa I (2000) Chronic subdural hema- toma in elderly people: present status on Awaji Island and epidemiological prospect. Neurol Med Chir 32:207–209

Manickam A, Marshman LAG, Johnston R (2017) Membrane surface area to volume ratio in chronic subdural hematomas: critical size and potential postoperative target. World Neurosurg 100:256–260

Orlando A, Levy AS, Rubin BA, Tanner A, Carrick MM, Lieser M, Hamilton D, Mains CW, Bar-Or D (2018) Isolated subdural hematomas in mild traumatic brain injury. Part 2: a preliminary clinical decision support tool for neurosurgical intervention. J Neurosurg 15:1–8

Reinges MH, Rohde V, Spetzger U, Rübben A, Gilsbach JM (1999) Modification of a mechanical twist drill trephine for craniostomy in trauma patients. Neurol Res 21:108–110

Reinges MH, Hasselberg I, Rohde V, Küker W, Gilsbach JM (2000) Prospective analysis of bedside percutaneous subdural tapping for the treatment of chronic subdural haematoma in adults. J Neurol Neurosurg Psychiatry 69:40–47

Tabaddor K, Shulmon K (1977) Definitive treatment of chronic subdural hematoma by twist-drill craniostomy and closed-system drainage. J Neurosurg 46:220–226

Zangbar B, Serack B, Rhee P, Joseph B, Pandit V, Friese RS, Haider AA, Tang AL (2016) Outcomes in trauma patients with isolated epidural hemorrhage: a single-institution retrospective cohort study. Am Surg 82:1209–1214

Rekonstruktive operative Verfahren nach Schädel-Hirn-Trauma

© Springer-Verlag GmbH Deutschland, ein Teil von Springer Nature 2019
A. König, U. Spetzger, *Neurochirurgische Therapie des Schädel-Hirn-Traumas,*
https://doi.org/10.1007/978-3-662-57928-2_5

5.1 Medizinische Aspekte der Kranioplastik

Eine Kranioplastik zur Deckung des Kalottendefektes nach dekompressiver Hemikraniektomie ist nicht nur aus kosmetischen Gründen sinnvoll, sondern auch aufgrund ihres schützenden Effektes auf das darunterliegende Hirngewebe. Insbesondere im Rahmen der Rehabilitation bei zwar zunehmend mobileren, aber noch deutlich stand- und gangunsicheren Patienten mit dadurch erhöhter Sturzgefahr ist dieser Schutzeffekt von nicht zu unterschätzender Bedeutung. Darüber hinaus finden sich in der Literatur Hinweise darauf, dass es bei einem Teil der kraniektomierten Patienten aufgrund der veränderten pathophysiologischen Bedingungen zu sekundären neurologischen Beeinträchtigungen (u. a. verstärkten Kopfschmerzen, Zunahme von Paresen, Begünstigung epileptischer Anfälle) und zentral-vegetativen Regulationsstörungen kommen kann, dem sog. „sinking skin flap"-Syndrom (Fawley und Udeh 2018). Dies betrifft insbesondere Patienten mit kontinuierlicher Liquorableitung.

Umgekehrt gibt es Berichte über eine kurzfristige Besserung neurologischer und kognitiver Symptome nach Kranioplastik, was für eine möglichst frühzeitige Deckung von Kalottendefekten nach Kraniektomie spricht. Nichtsdestotrotz können Empfehlungen zum optimalen Zeitpunkt der Kranioplastik aus der derzeitigen Literatur nicht abgeleitet werden, sodass die Wahl des Zeitpunkts bei jedem Patienten eine individuelle Entscheidung bleibt.

Im Einzelfall kann unter Abwägung medizinischer und ethischer Gesichtspunkte auch auf eine Kranioplastik verzichtet werden, wenn z. B. bei einem apallischen Patienten ohne begründete Aussicht auf Zustandsbesserung ein individueller Nutzen dieser Maßnahme nicht erkennbar ist.

Der Vorteil der Replantation des autologen Kalottenstücks liegt in erster Linie in den wesentlich geringeren Kosten, allerdings besteht zum einen das Risiko einer Resorption, wenn das Kalottenstück zu lange in der Bauchdecke verbleibt, zum anderen ist auch nach der Replantation das Risiko einer Autolyse vorhanden (Kim et al. 2018; Korhonen et al. 2018). Letzteres ist bei Fremdmaterial nicht gegeben. Die wesentlichen operativen Risiken sowohl für autologes als auch für Fremdmaterial bestehen in einer akuten epiduralen Nachblutung sowie in einer protrahierten Infektion der Kranioplastik (Rocque et al. 2018).

5.2 Kranioplastik mit autologem Kalottenstück nach dekompressiver Hemikraniektomie

5.2.1 Vorbereitung des Patienten

Die Übernahme des Patienten zur Deckung des Kalottendefekts erfolgt meist aus einer neurologischen Rehabilitationsklinik ca. 3 Monate nach dem Trauma und der dekompressiven Hemikraniektomie.

Wird die Deckung zu früh angestrebt, ist unter Umständen die Duraplastik noch nicht suffizient eingewachsen bzw. mit epiduralem Narbengewebe bedeckt. Eine kranielle CT zeigt den Istzustand des Defekts sowie eine eventuelle Weichteilvorwölbung über das Kalottenniveau hinaus (s. Abb. 5.6, ▶ Abschn. 5.3.1). Ist Letztere nachweisbar, muss präoperativ die Anlage einer lumbalen Liquordrainage erfolgen, um ein Einsinken des Hirns zu bewirken und somit eine weitere Traumatisierung des Hirns zu vermeiden.

Eine präoperative Beurteilung mehrerer CT-Verlaufskontrollen hinsichtlich der Ventrikelweite kann Hinweis auf einen latenten Hydrozephalus geben (Nasi et al. 2018). Eventuell muss im Rahmen der Kranioplastik die Implantation eines ventrikuloperitonealen Shuntsystems erfolgen (▶ Abschn. 4.9).

5.2.2 Operatives Vorgehen

Zunächst muss das Kalottenstück geborgen werden, das bei der dekompressiven Hemikraniektomie in die epifasziale Schicht der Bauchdecke transponiert wurde (◘ Abb. 5.1).

Für die Hautinzision wird die frontoparietotemporale Narbe der Erstoperation genutzt (◘ Abb. 5.2). Danach werden Galea und basaler Temporalismuskel von der vernarbten Dura bzw. Duraplastik abpräpariert, nach basal umgeschlagen und mittels Federhaken fixiert (◘ Abb. 5.3). Mit einem Rasparatorium werden sukzessive die Knochenränder dargestellt, um einen guten Anschluss der Kranioplastik zu erreichen.

Nun werden 5–6 kleine Bohrlöcher für zentrale Durahochnähte am Kalottenstück angelegt, um ein postoperatives Epiduralhämatom zu vermeiden (◘ Abb. 5.4). Das replantierte Kalottenstück wird mit Miniplättchen an der Tabula externa fixiert. Anschließend wird der meist teilatrophierte Temporalismuskel ausgespannt und mit Nähten fixiert. Hierfür werden kleine, tangentiale Bohrlöcher angelegt (◘ Abb. 5.5). Die Rekonstruktion des Temporalismuskels ist erforderlich, um die seitliche Kontur des Gesichts und die Kaufunktion zur verbessern.

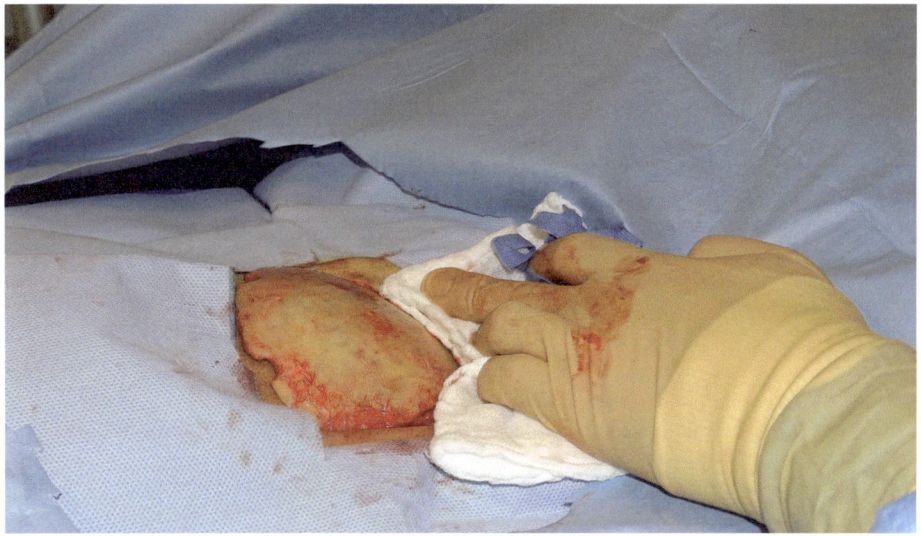

◘ **Abb. 5.1**   Bergen des Kalottenstücks aus der Bauchdecke, in die es bei der dekompressiven Hemikraniektomie in die epifasziale Schicht transponiert wurde

5

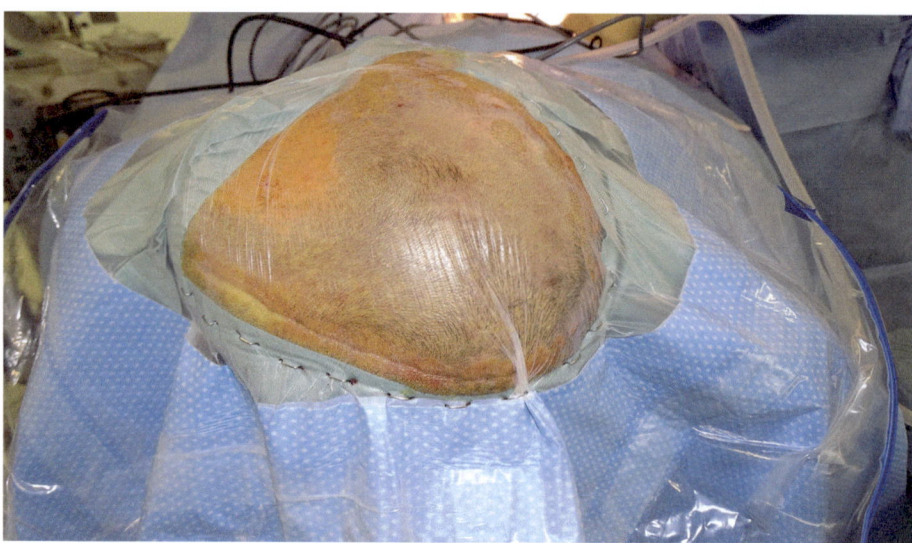

◘ **Abb. 5.2**   Für den operativen Zugang wird die frontoparietotemporale Narbe der Erstoperation wiedereröffnet

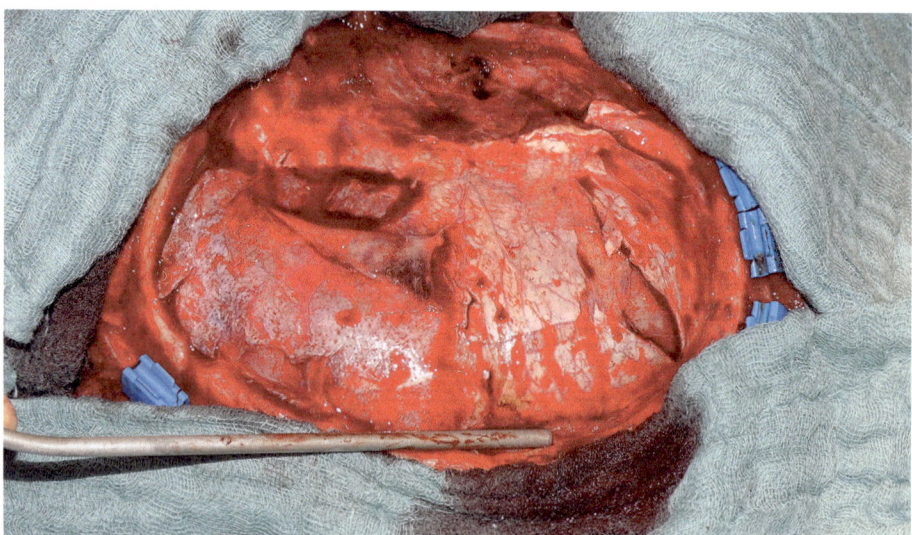

◘ **Abb. 5.3**   Galea und Temporalismuskel müssen von Dura und Duraplastik abpräpariert werden. Danach werden mit dem Raspatorium die Knochenränder gut dargestellt. Status nach rechtsseitiger dekompressiver Hemikraniektomie

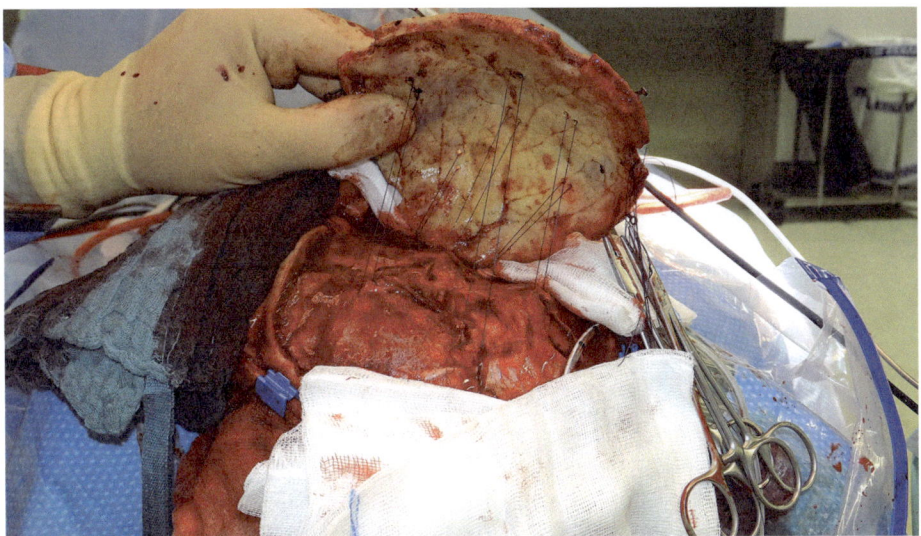

◘ **Abb. 5.4** Vor der Reimplantation des autologen Kalottenstücks müssen zentrale Durahochnähte sowie deren Bohrlöcher angelegt werden, um ein postoperatives Epriduralhämatom zu vermeiden

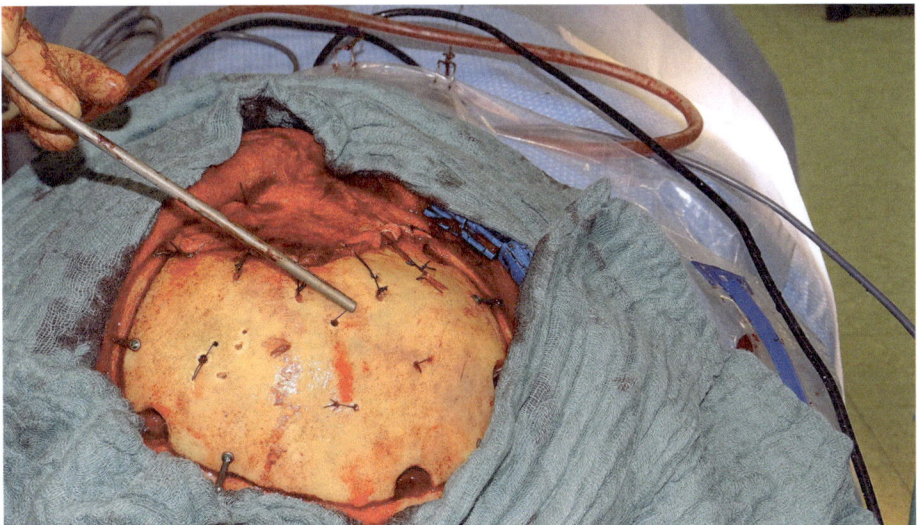

◘ **Abb. 5.5** Das Kalottenstück wird mit Miniplättchen aus Titan am Schädel fixiert, danach werden die zentralen Durahochnähte geknüpft. Der Temporalismuskel wird ausgespannt und mit Nähten refixiert (im Bild oberhalb des Saugers). Dafür müssen tangentiale Bohrlöcher im Bereich der Tabula externa angelegt werden

5.2.3 Nachsorge

Eine postoperative kranielle Computertomografie dokumentiert die regelrechte Lages des reimplantierten Kalottenstücks und dient dazu, ein epidurales Hämatom auszuschließen. Nach regelrechter Wundheilung kann der Patient seine neurologische Rehabilitation fortsetzen. Weitere klinische oder bildgebende Kontrolluntersuchungen sind bei unauffälligem Verlauf nicht erforderlich.

5.3 Kranioplastik mit CAD-gefertigtem Implantat nach dekompressiver Hemikraniektomie

5.3.1 Vorbereitung des Patienten

Die Übernahme des Patienten zur Deckung des Kalottendefekts erfolgt üblicherweise aus einer Rehabilitationsklinik ca. 3 Monate nach dem Trauma und der dekompressiven Hemikraniektomie. Wird die Deckung zu früh angestrebt, ist eventuell die Duraplastik noch nicht suffizient eingewachsen bzw. mit epiduralem Narbengewebe bedeckt. Eine kranielle CT zeigt den Ist-Zustand des Defekts sowie eine eventuelle Weichteilvorwölbung über das Kalottenniveau hinaus (◘ Abb. 5.6). Ist letztere nachweisbar, muss

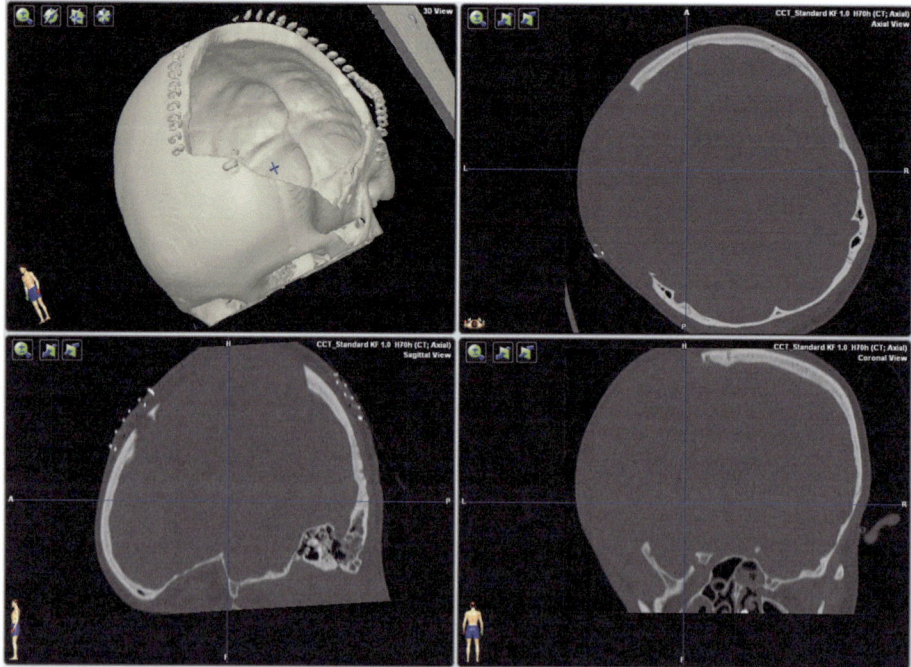

◘ **Abb. 5.6**   Kranielle CT im Knochenfenster mit 3D-Rekonstruktion. Die Bildgebung zeigt neben der Ausdehnung des knöchernen Defekts eine deutliche Vorwölbung der Weichteile über das Kalottenniveau hinaus. Daher war bei dieser Patientin die präoperative Anlage einen lumbalen Liquordrainage indiziert, um ein Einsetzen des Implantats ohne zusätzlichen Druck auf das traumatisierte Hirn zu ermöglichen

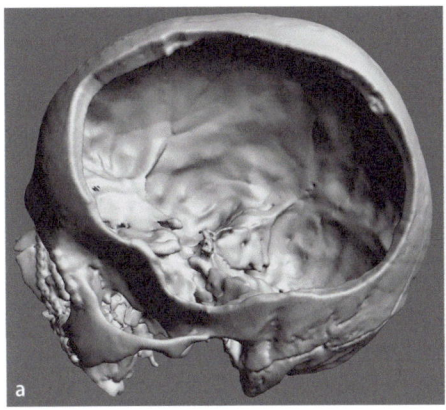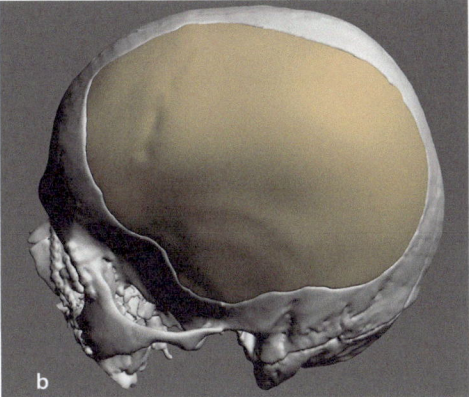

◻ Abb. 5.7   a, b Virtuelle Planung einer CAD-gefertigten Kranioplastik

präoperativ die Anlage einer lumbalen Liquordrainage erfolgen, um ein Einsinken des Hirns zu bewirken und somit eine weitere Traumatisierung des Hirns zu vermeiden.

Eine präoperative Beurteilung mehrerer CT-Verlaufskontrollen hinsichtlich der Ventrikelweite kann Hinweis auf einen latenten Hydrozephalus geben (Nasi et al. 2018). Eventuell muss im Rahmen der Kranioplastik die Implantation eines ventrikuloperitonealen Shuntsystems erfolgen (▶ Abschn. 4.9).

Der CT-Datensatz zur Herstellung des CAD-Implantats wird üblicherweise in der Frühphase nach dem Trauma bzw. nach der initialen operativen Versorgung gewonnen, um eine Verzögerung der operativen Defektdeckung aufgrund der mehrwöchigen Herstellungszeit des Implantats zu vermeiden. Während des Herstellungsprozesses besteht für den Neurochirurgen die Möglichkeit, über einen Online-Zugang das geplante Implantat zu modifizieren (◻ Abb. 5.7 und 5.8). Das fertige CAD-Implantat wird üblicherweise vorverplattet und mit Bohrlöchern für zentrale Hochnähte versehen zusammen mit einem Modell geliefert (◻ Abb. 5.9). Damit steht dem Operateur präoperativ ein Maximum an Informationen zur Verfügung.

Neben den signifikant höheren Kosten für ein CAD-gefertigtes Implantat ist somit auch ein deutlich erhöhter präoperativer Planungsaufwand gegeben. Medizinische Vor- und Nachteile von autologer bzw. alloplastischer Kranioplastik werden in ▶ Abschn. 5.1 erörtert.

5.3.2 Operatives Vorgehen

Zunächst werden die Galea und der basale Temporalismuskel von der vernarbten Dura bzw. Duraplastik abpräpariert, nach basal umgeschlagen und mittels Federhaken fixiert (◻ Abb. 5.10). Mit einem Rasparatorium werden sukzessive die Knochenränder dargestellt, um einen guten Anschluss der Kranioplastik zu erreichen. Nun werden 5–6 zentrale Durahochnähte vorgelegt, um ein postoperatives Epiduralhämatom zu vermeiden (◻ Abb. 5.11). Die Bohrlöcher hierfür sind im Implantat bei Plastiken aus Polymethylmethacrylat schon vorhanden, da ein nachträgliches Anbringen das relativ

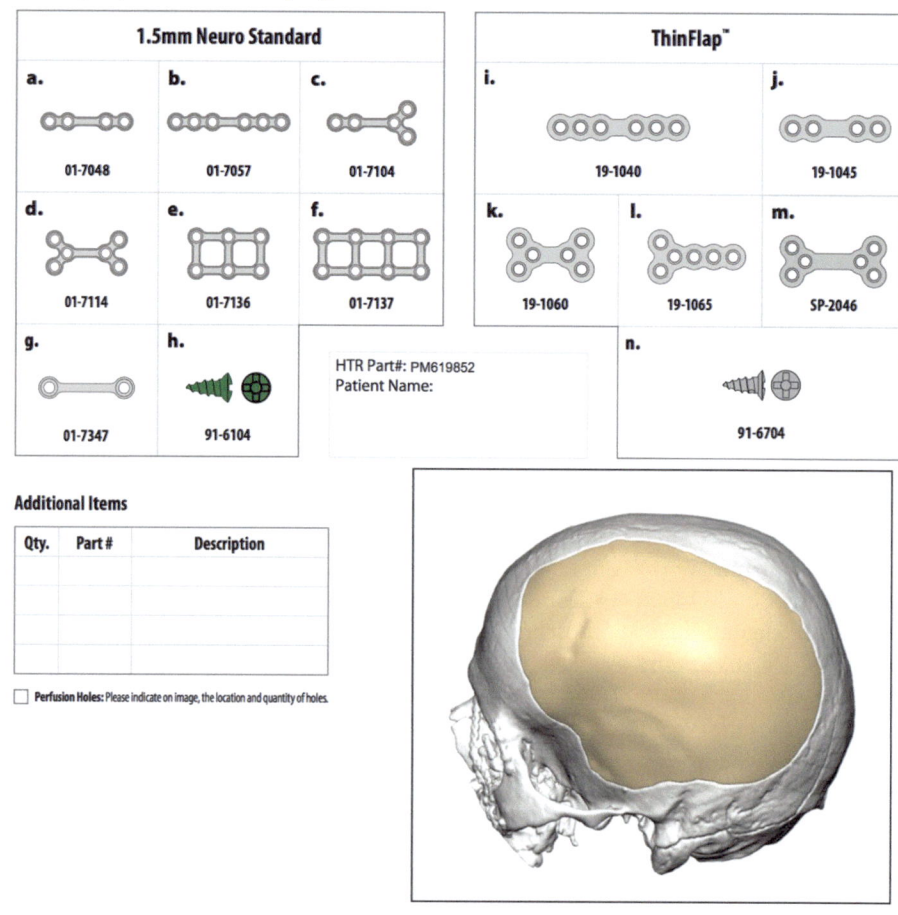

HTR-PMMA implants can be pre-plated during the manufacturing process with plates and screws you select. If you would like plates and screws pre-fixated on the final implant, please mark the location and plate type desired.

1.5mm Neuro Standard

a.
01-7048

b.
01-7057

c.
01-7104

d.
01-7114

e.
01-7136

f.
01-7137

g.
01-7347

h.
91-6104

ThinFlap™

i.
19-1040

j.
19-1045

k.
19-1060

l.
19-1065

m.
SP-2046

n.
91-6704

HTR Part#: PM619852
Patient Name:

Additional Items

Qty.	Part #	Description

☐ **Perfusion Holes:** Please indicate on image, the location and quantity of holes.

Additional Comments _____

■ **Abb. 5.8**   Virtuelle Planung der Vorverplattung der CAD-gefertigten Kranioplastik. (Fa. Biomet, mit freundlicher Genehmigung)

spröde Material brechen könnte. Ebenso sind bereits Titanplättchen zum Fixieren des Implantats angebracht (■ Abb. 5.12).

Im nächsten Schritt wird das CAD-Implantat mit Hilfe der Titanplättchen an der Kalotte fixiert, anschließend werden die Durahochnähte geknüpft (■ Abb. 5.12).

Zuletzt muss der meist teilatrophierte Temporalismuskel ausgespannt und fixiert werden, um die seitliche Kontur des Gesichts und die Kaufunktion zur verbessern (■ Abb. 5.13).

Abb. 5.9 Patienten-individuelles Modell des CAD-gefertigten Implantats zur Kranioplastik, welches anhand eines CT-Datensatzes geplant und erstellt wurde

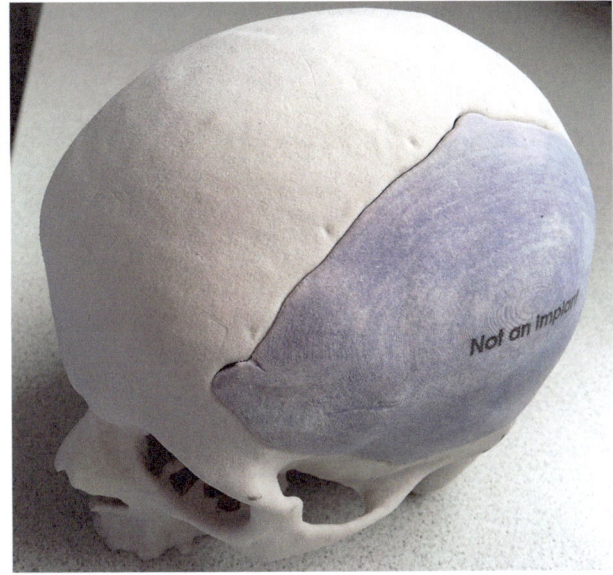

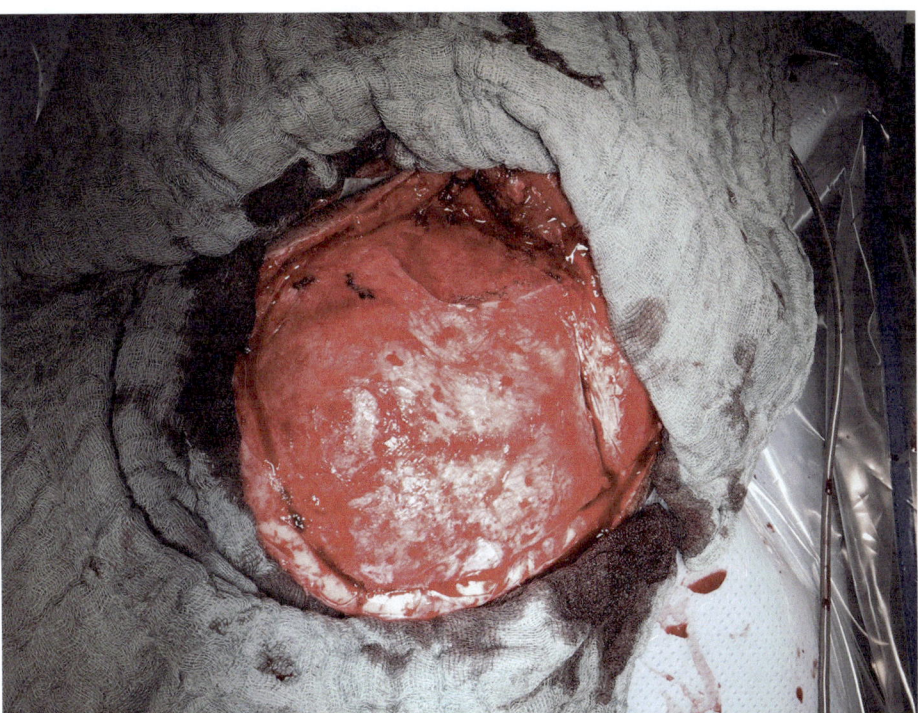

Abb. 5.10 Zunächst werden die Galea und der basale Temporalismuskel von der vernarbten Dura bzw. Duraplastik abpräpariert, nach basal umgeschlagen und mittels Federhaken fixiert. Status nach linksseitiger dekompressiver Hemikraniektomie. (Patientin aus **Abb. 5.6)

5

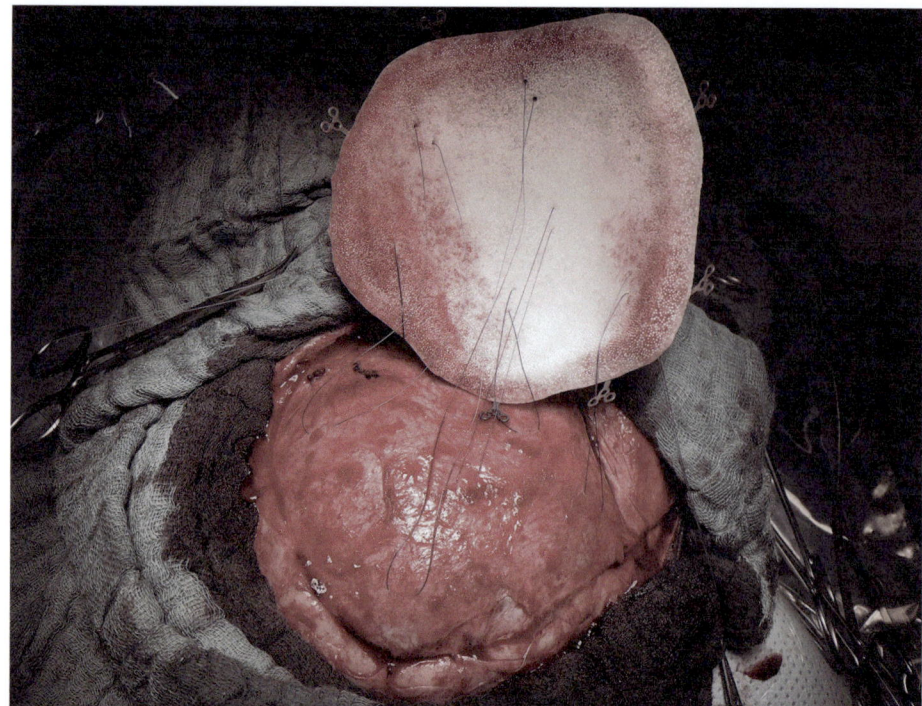

Abb. 5.11   Das CAD-gefertigte Implantat aus Polymethylmethacrylat ist vorverplattet und besitzt bereits Bohrlöcher für zentrale Durahochnähte, welche hier vor dem Einsetzen der Kranioplastik bereits vorgelegt sind

5.3.3 Nachsorge

Eine postoperative kranielle CT dokumentiert die regelrechte Lages des Implantats und dient dazu, ein epidurales Hämatom auszuschließen oder zu detektieren (■ Abb. 5.14). Nach regelrechter Wundheilung kann der Patient seine neurologische Rehabilitation fortsetzen. Weitere klinische oder bildgebende Kontrolluntersuchungen sind bei unauffälligem Verlauf nicht erforderlich.

5.4 Kranioplastik mit PMMA-Implantat nach dekompressiver Hemikraniektomie

5.4.1 Vorbereitung des Patienten

Die Übernahme des Patienten zur Deckung des Kalottendefekts erfolgt üblicherweise aus einer Rehabilitationsklinik ca. 3 Monate nach dem Trauma und der dekompressiven Hemikraniektomie. Wird die Deckung zu früh angestrebt, ist eventuell die Duraplastik noch nicht suffizient eingewachsen bzw. mit epiduralem Narbengewebe bedeckt. Eine kranielle CT zeigt den Ist-Zustand des Defekts sowie eine eventuelle Weichteilvorwölbung über das Kalottenniveau hinaus (■ Abb. 5.6). Ist letztere nachweisbar, muss

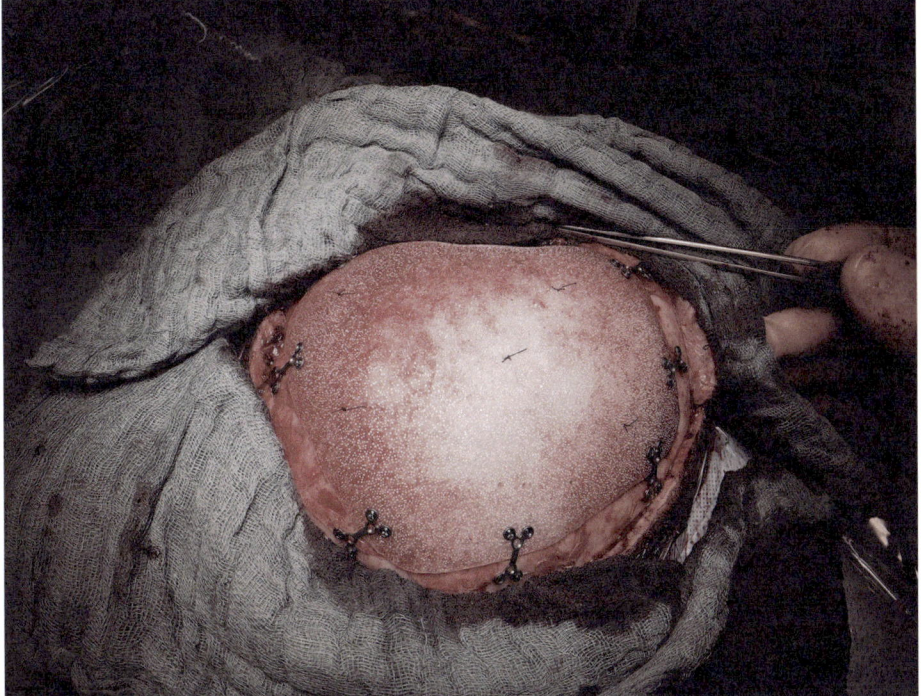

◼ **Abb. 5.12**   Eingesetzte und mittels Titanplättchen fixierte CAD-Kranioplastik mit geknüpften zentralen Durahochnähten

präoperativ die Anlage einer lumbalen Liquordrainage erfolgen, um ein Einsinken des Hirns zu bewirken und somit eine weitere Traumatisierung des Hirns zu vermeiden.

Eine präoperative Beurteilung mehrerer CT-Verlaufskontrollen hinsichtlich der Ventrikelweite kann Hinweis auf einen latenten Hydrozephalus geben (Nasi et al. 2018). Eventuell muss im Rahmen der Kranioplastik die Implantation eines ventrikuloperitonealen Shuntsystems erfolgen (▶ Abschn. 4.9).

5.4.2 Operatives Vorgehen

Zunächst werden die Galea und der basale Temporalismuskel von der vernarbten Dura bzw. Duraplastik abpräpariert, nach basal umgeschlagen und mittels Federhaken fixiert (◼ Abb. 5.15). Mit einem Rasparatorium werden sukzessive die Knochenränder dargestellt, um einen guten Anschluss der Kranioplastik zu erreichen.

Die Duraplastik wird mit feuchten Watten bedeckt, um das Hirn vor der Hitzeentwicklung beim Aushärten des Polymethylmethacrylat (PMMA) zu schützen (◼ Abb. 5.16). Nun wird das zunächst weiche PMMA so geformt, dass es den Kraniektomiedefekt ausfüllt. Hierbei muss die Wölbung der Kalotte nach außen explizit nachgeformt werden, um eine kosmetisch ungünstige Plastik zu vermeiden, die im frontolateralen Bereich zu flach ist.

5

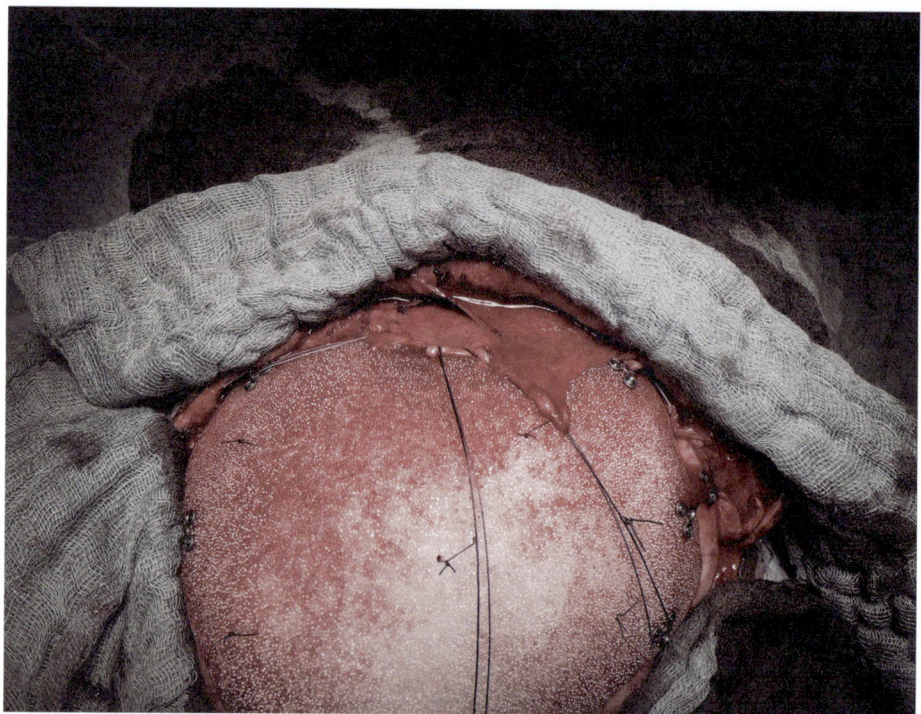

◘ Abb. 5.13   Zuletzt wird der meist teilatrophierte Temporalismuskel wieder über der Kalotte ausgespannt, um die seitliche Kontur des Gesichtes und die Kaufunktion zu verbessern

Danach werden 5–6 Bohrlöcher für zentrale Durahochnähte angelegt, um ein postoperatives Epiduralhämatom zu vermeiden (◘ Abb. 5.17). Im nächsten Schritt wird die
ausgehärtete Kranioplastik mit Hilfe von Titanplättchen an der Kalotte fixiert, anschließend werden die Durahochnähte geknüpft (◘ Abb. 5.18).

Zuletzt muss der meist teilatrophierte Temporalismuskel ausgespannt und fixiert
werden, um die seitliche Kontur des Gesichts und die Kaufunktion zur verbessern
(◘ Abb. 5.18).

5.4.3 **Nachsorge**

Eine postoperative kranielle Computertomografie dokumentiert die regelrechte Lages
des Implantats und dient dazu, ein epidurales Hämatom auszuschließen oder zu
detektieren. Nach regelrechter Wundheilung kann der Patient seine neurologische
Rehabilitation fortsetzen. Weitere klinische oder bildgebende Kontrolluntersuchungen
sind bei unauffälligem Verlauf nicht erforderlich.

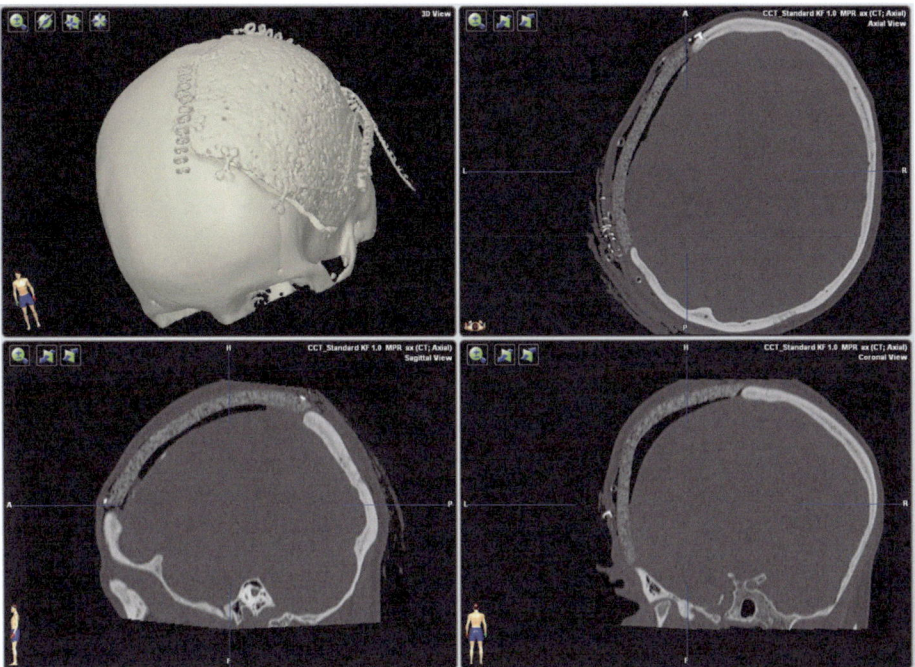

■ Abb. 5.14 Postoperative kranielle CT der Patientin aus den **■** Abb. 5.10, 5.11, 5.12 und 5.13 mit 3D-Rekonstruktion. Regelrechte Lage des Implantates und Ausschluss eines postoperativen Epiduralhämatoms, Letzteres im zusätzlich vorliegenden Weichteilfenster

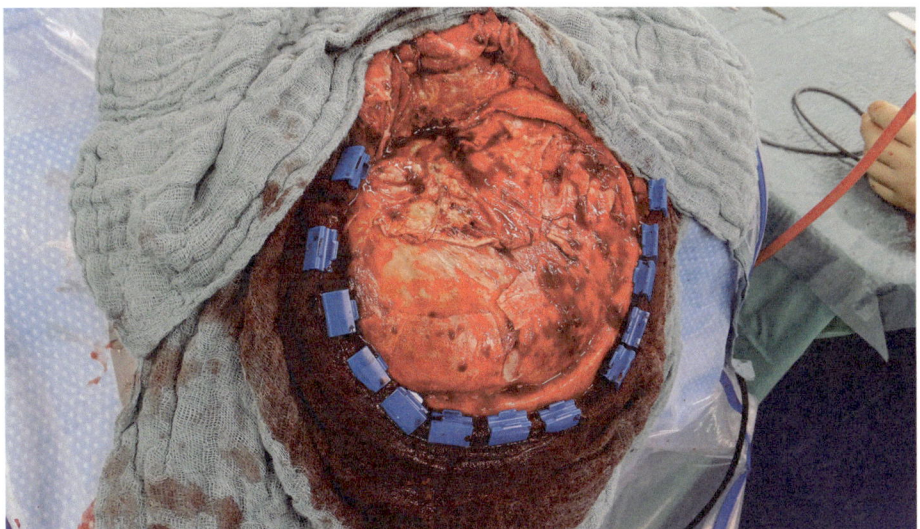

■ Abb. 5.15 Zunächst werden die Galea und der basale Temporalismuskel von der vernarbten Dura bzw. Duraplastik abpräpariert, nach basal umgeschlagen und mittels Federhaken fixiert. Status nach linksseitiger dekompressiver Hemikraniektomie

5

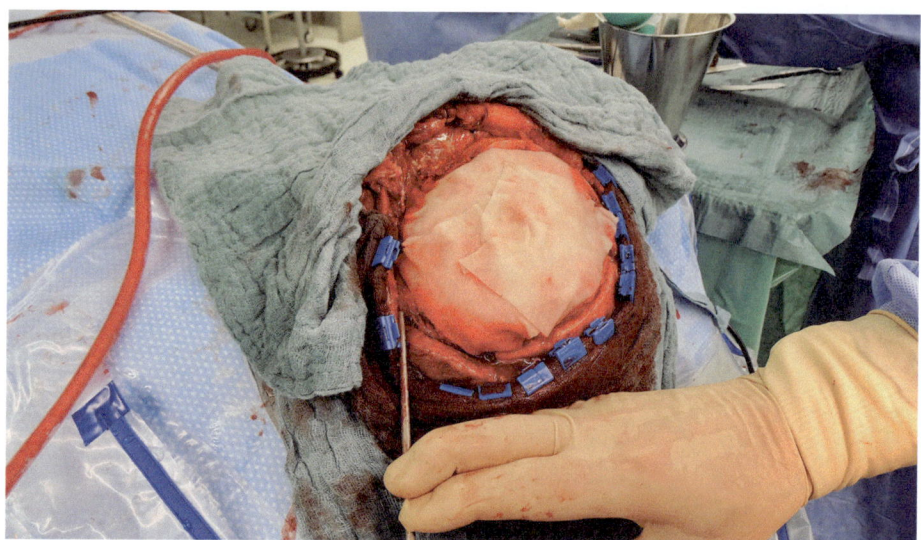

■ **Abb. 5.16**   Die Duraplastik wird mit feuchten Watten bedeckt, um das Hirn vor der Hitzeentwicklung beim Aushärten des PMMA zu schützen

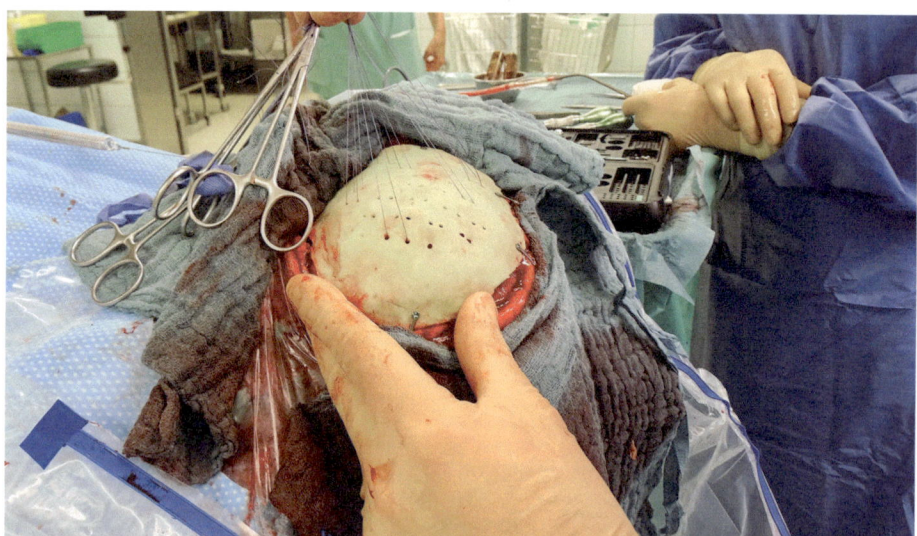

■ **Abb. 5.17**   Zentrale Durahochnähte zur Vermeidung eines postoperativen Epiduralhämatoms

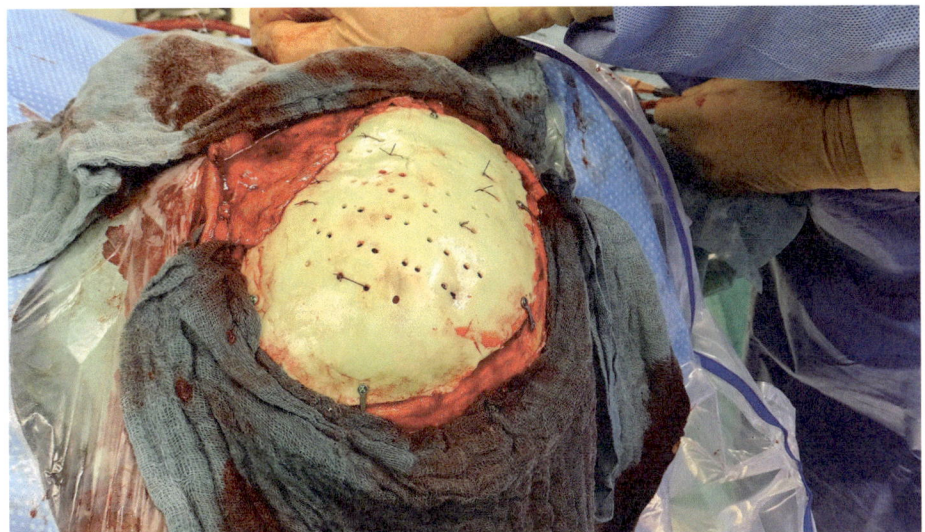

□ **Abb. 5.18**   Mittels Miniplatten-Osteosynthese fixierte Kranioplastik aus PMMA. Basal wurde der teilatrophierte Temporalismuskel über die PMMA-Plastik gelegt und dort mittels Nähten befestigt

5.5 Schädeldach- und Schädelbasisrekonstruktion bei komplexen Verletzungen

Die Rekonstruktion von Schädeldach und Schädelbasis nach komplexen Frakturen kann heutzutage meist im Rahmen der Akutversorgung erfolgen, da die hierfür erforderlichen Miniplatten und Mesh-Implantate aus Titan bestehen und auch bei potenziell kontaminierter Wunde eingesetzt werden können. Detaillierte Darstellungen hierzu finden sich in den □ Abb. 4.7 (▶ Abschn. 4.1) sowie □ Abb. 4.73, 4.74 und 4.77 (▶ Abschn. 4.7).

Literatur

Fawley N, Udeh C (2018) Sinking skin flap syndrome after decompressive craniectomy: a case report. A & A Pract. ▶ https://doi.org/10.1213/XAA.0000000000000795

Kim JH, Kim JH, Kwon TH, Chong K, Hwang SY, Yoon WK (2018) Aseptic bone flap resorption after cranioplasty with autologous bone: incidence, risk factors, and clinical implications. World Neurosurg 115:e111–e118

Korhonen TK, Tetri S, Huttunen J, Lindgren A, Piitulainen JM, Serlo W, Vallittu PK, Posti JP, National Cranial Implant Registry (FiNCIR) study group (2018) Predictors of primary autograft cranioplasty survival and resorption after craniectomy. J Neurosurg 11:1–8

Nasi D, Dobran M, Di Rienzo A, Somma L di, Gladi M, Moriconi E, Scerrati M, Iacoangeli M (2018) Decompressive craniectomy for traumatic brain injury: the role of cranioplasty and hydrocephalus on outcome. World Neurosurg 116:e543–e549

Rocque BG, Agee BS, Thompson EM, Piedra M, Baird LC, Selden NR, Greene S, Deibert CP, Hankinson TC, Lew SM, Iskandar BJ, Bragg TM, Frim D, Grant G, Gupta N, Auguste KI, Nikas DC, Vassilyadi M, Muh CR, Wetjen NM, Lam SK (2018) Complications following pediatric cranioplasty after decompressive craniectomy: a multicenter retrospective study. J Neurosurg Pediatr 8:1–8

Intensivmedizinische Behandlung von Patienten nach Schädel-Hirn-Trauma

© Springer-Verlag GmbH Deutschland, ein Teil von Springer Nature 2019
A. König, U. Spetzger, *Neurochirurgische Therapie des Schädel-Hirn-Traumas*,
https://doi.org/10.1007/978-3-662-57928-2_6

6.1 Grundlegende Aufgaben der Intensivmedizin in der Behandlung Schädel-Hirn-Verletzter

Der überwiegende Anteil von Patienten mit mittelschwerer oder schwerer Schädel-Hirn-Verletzung wird unmittelbar nach der Übernahme vom Notarzt im Schockraum oder nach einer notfallmäßigen operativen Versorgung auf einer Intensivtherapiestation weiterbehandelt (Denninghoff et al. 2017). Patienten, die wach und nicht intubiert sind, können auf einer Intermediate-Care-Station therapiert werden. Letzteres betrifft in erster Linie Patienten mit Schädelfraktur, kleinerer Hirnkontusion oder kleinem Epiduralhämatom.

Kernpunkte der intensivmedizinischen Behandlung bei Schädel-Hirn-Verletzten sind:

- adaptierte Analgosedierung,
- optimale Beatmung und Oxygenierung,
- Kreislaufkontrolle und -unterstützung,
- Hirndruckmonitoring unter Berücksichtigung von mittlerem arteriellen Druck und dem resultierenden zerebralen Perfusionsdruck,
- Oberkörperhochlagerung von 30°,
- Flüssigkeitssubstitution,
- Ernährung,
- Einhaltung von Normothermie,
- verletzungsadaptierte Pflegemaßnahmen sowie
- Wundmanagement (Bendinelli et al. 2017; Gaither et al. 2017; Marehbian et al. 2017; Marion 1999; Spaite et al. 2017).

Die Analgosedierung hat eine außerordentlich wichtige Funktion in der Hirnprotektion, insbesondere bei bereits erhöhtem intrakraniellen Druck. Zum einen wird die Stimulation des Hirns durch Außenreize aufgehoben, zum anderen werden exorbitante Hirndruckanstiege, z. B. durch Husten, vermieden.

Die Rolle der Hypothermie in der Behandlung Schädel-Hirn-Verletzter wurde in den letzten Dekaden wiederholt untersucht. Hier haben diverse Studien teils konträre Ergebnisse erbracht. Ein aktueller systematischer Review kontrollierter randomisierter Studien konnte keinen signifikanten Unterschied des Outcomes im Vergleich zwischen Hypothermie und Normothermie nachweisen (Watson et al. 2018).

Durch die kontinuierliche intraarterielle Blutdruckmessung können pathologische Blutdruckspitzen frühzeitig erkannt und therapiert werden. Dadurch kann insbesondere nach operativer Versorgung einer Kontusionsblutung oder eines akuten Subduralhämatoms eine Nachblutung im Operationsgebiet vermieden werden. Darüber hinaus darf der mittlere arterielle Druck (MAD) eine gewisse Grenze nicht unterschreiten, damit immer ein adäquater zerebraler Perfusionsdruck („cerebral perfusion pressure", CPP) zwecks Blut- und Sauerstoffversorgung des Hirns gegeben ist (Donnelly et al. 2018). Dieser ergibt sich aus der Differenz von arteriellem Mitteldruck und aktuellem Hirndruck („intracranial pressure", ICP) und sollte bei Erwachsenen einen Wert um 60 mmHg aufweisen:

$$CPP = MAD - ICP$$

Dies ist insbesondere für Patienten mit Hirndruckkrise nach diffuser Hirnverletzung mit hemisphärischer Schwellung von essenzieller Bedeutung, da ein suffizienter CPP einen adäquaten zerebralen Blutfluss aufrechterhält.

Der Einfluss der Lagerung auf den ICP lässt sich sehr gut am Hirndruckmonitoring ablesen. So führt beispielsweise das Hochlagern des Oberkörpers zu einem signifikanten Absinken des ICP durch eine Verbesserung des venösen Abflusses im Vergleich zu einem flach gelagerten Patienten (◘ Abb. 6.1). Umgekehrt kann eine ungünstige Lagerung mit Rotation der Halswirbelsäule den intrakraniellen venösen Abfluss behindern und damit zu einer ungewollten Erhöhung des ICP führen (◘ Abb. 6.2). Wie bereits in ▶ Abschn. 2.5 erwähnt, gibt es in Hinblick auf die Gabe von Barbituraten zur Senkung eines erhöhten ICP bei Patienten mit akuter Schädel-Hirn-Verletzung keine Evidenz

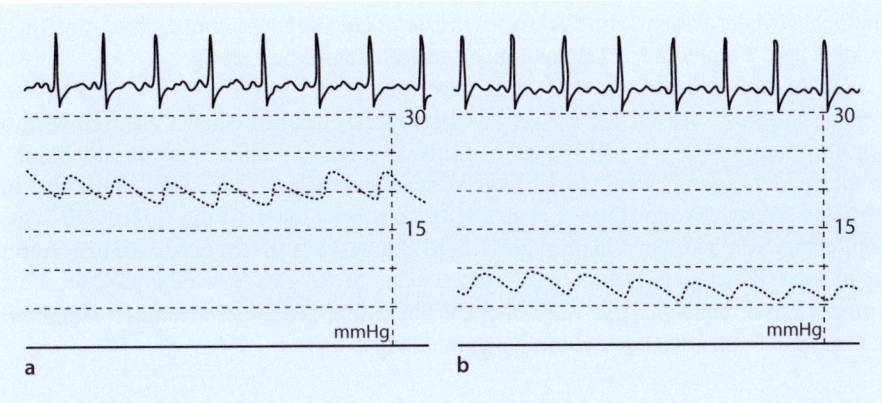

◘ **Abb. 6.1   a, b** Abhängigkeit des ICP von der Lagerung. ICP-Wert von etwa 20 mmHg bei flach gelagertem Patienten (**a**). Verbesserung des ICP-Wertes auf etwa 8 mmHg durch Hochlagern des Oberkörpers auf 30° (**b**)

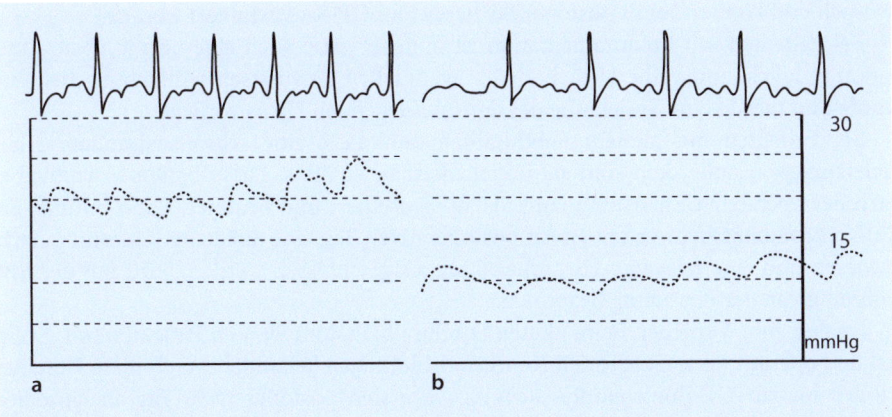

◘ **Abb. 6.2   a, b** Ungünstiger ICP-Wert von 21 mmHg bei 45° rotierter Halswirbelsäule (**a**). Verbesserung des ICP-Wertes auf etwa 11 mmHg durch Verbesserung der Lagerung (Halswirbelsäule gerade) (**b**)

dafür, dass diese zu einer Verbesserung des Outcomes führen (Roberts und Sydenham 2012).

Der Normbereich des ICP für Erwachsene liegt zwischen 5 und 15 mmHg in Ruhe, Werte über 20 mmHg werden als pathologisch gewertet. Insbesondere prolongierte Phasen mit ICP-Werten über 20 mmHg führen zu einem schlechteren Outcome und einer höheren Letalität. In solchen Fällen sollte entweder die konservative Therapie weiter intensiviert oder eine Entlastungsoperation indiziert werden.

Das Management der Beatmung richtet sich nach dem Sedierungszustand des Patienten. In der Frühphase bei schwerer Schädel-Hirn-Verletzung sind die Patienten tief sediert und kontrolliert beatmet. Zudem werden die pflegerischen Maßnahmen in Abhängigkeit vom Hirndruckverlauf angepasst bzw. reduziert.

Nach dem Abklingen von erhöhten Hirndruckwerten wird in aller Regel mit der Entwöhnung von der Beatmung begonnen, wenn andere Verletzungen nicht dagegensprechen. In dieser Phase erfolgt eine Umstellung auf unterstützende Beatmungsmodi. Letztlich wird der Patient extubiert, oder es erfolgt eine Spontanatmung über die Trachealkanüle bei Patienten nach Tracheotomie infolge Langzeitbeatmung.

Neben dem Hirndruckmonitoring wird bei Hirndruckkrisen ein EEG-Monitoring zur Kontrolle der Tiefe der Analgosedierung etabliert. In einigen Zentren wird die Nahinfrarotspektroskopie (NIRS) als nichtinvasive Methode zur Messung der zerebralen Oxygenierung angewandt, allerdings können dadurch die invasiven Methoden bisher nicht ersetzt werden (Davies et al. 2018). Darüber hinaus ist die Mikrodialyse zum Monitoring von akuten inflammatorischen Biomarkern nach Schädel-Hirn-Trauma Gegenstand aktueller Forschungen (Clausen et al. 2018). Das Mikrodialyse-Monitoring kann im Zusammenspiel mit ICP- und CPP-Messung zerebrale Ischämien detektieren und somit deren frühzeitige Behandlung einleiten.

6.2 Zeitliches Management von Analgosedierung und Beatmung in Abhängigkeit vom Verletzungsmuster

Die Dauer von Analgosedierung und Beatmung richtet sich nach Art und Schwere der Schädel-Hirn-Verletzung. Patienten mit Impressionsfraktur sind in aller Regel präoperativ wach und können somit postoperativ bereits im OP-Saal extubiert werden.

Bei Patienten mit Epiduralhämatom ist üblicherweise auch eine unmittelbare Extubation möglich, zumal die Ursache einer eventuellen Bewusstseinseintrübung behoben wurde und meist keine Verletzung des darunterliegenden Hirns vorliegt.

Bei Patienten mit akutem Subduralhämatom liegt eine schwerwiegendere Hirnverletzung vor, außerdem sind sie initial meist bewusstlos. Diese Patienten verbleiben nach der operativen Entlastung zunächst analgosediert und beatmet. Kann mithilfe der CT-Kontrolluntersuchung am ersten postoperativen Tag eine adäquate Entlastung nachgewiesen und eine relevante Hirnschwellung ausgeschlossen werden, wird mit der Entwöhnung von der Beatmung begonnen.

Analog zum Vorgehen beim akuten Subduralhämatom werden Patienten mit größeren und operativ zu versorgenden Kontusionsblutungen behandelt. Auch diese Patienten werden bis zur CT-Kontrolluntersuchung am ersten postoperativen Tag analgosediert und beatmet. Findet sich dann ein regelrechtes postoperatives Ergebnis, erfolgt die Entwöhnung.

Patienten mit diffuser Hirnverletzung und -schwellung, insbesondere nach dekompressiver Hemikraniektomie, werden mindestens für eine Woche tief analgosediert und kontrolliert beatmet, zumal auch mit dieser operativen Maßnahme der Hirndruck in einigen Fällen nur schwer in physiologischen Bereichen zu halten ist.

Neben einer tiefen Analgosedierung ist auf eine Hochlagerung des Oberkörpers von mindestens 30° zu achten. Darüber hinaus werden pflegerische Maßnahmen so angepasst bzw. reduziert, dass der über die intraparenchymatöse Sonde gemessene Hirndruckwerte von 15–20 mmHg nicht überschreitet. Hirndruckkrisen können für einen begrenzten Zeitraum mit der intravenösen Gabe von Mannitol behandelt werden. Pathologische Hirndruckwerte können auch kurzfristig mittels Barbituratgabe kupiert werden, allerdings reagieren einige Patienten ebenfalls mit Abfall des arteriellen Mitteldruckes, was zulasten des CPP geht. Anhaltende, therapieresistente Hirndruckkrisen erfordern immer eine CT-Bildgebung. Je nach Ergebnis resultiert eine operative Maßnahme (bei noch nicht operativ behandelten Patienten sowie postoperativen Komplikationen) oder eine Intensivierung der oben genannten konservativen Maßnahmen.

Literatur

Bendinelli C, Cooper S, Evans T, Bivard A, Pacey D, Parson M, Balogh ZJ (2017) Perfusion abnormalities are frequently detected by early CT perfusion and predict unfavourable outcome following severe traumatic brain injury. World J Surg 41:2512–2520

Clausen F, Marklund N, Hillered L (2018) Acute inflammatory biomarker responses to diffuse traumatic brain injury in the rat monitored by a novel microdialysis technique. J Neurotrauma. ► https://doi.org/10.1089/neu.2018.5636

Davies DJ, Clancy M, Dehghani H, Lucas SJE, Forcione M, Yakoub KM, Belli A (2018) Cerebral oxygenation in traumatic brain injury; Can a non-invasive frequency domain near-infrared spectroscopy device detect changes in brain tissue oxygen tension as well as the established invasive monitor? J Neurotrauma. ► https://doi.org/10.1089/neu.2018.5667

Denninghoff KR, Nuño T, Pauls Q, Yeatts SD, Silbergleit R, Palesch YY, Merck LH, Manley GT, Wright DW (2017) Prehospital intubation is associated with favorable outcomes and lower mortality in ProTECT III. Prehosp Emerg Care 21:539–544

Donnelly J, Czosnyka M, Adams H, Robba C, Steiner LA, Cardim D, Cabella B, Liu X, Ercole A, Hutchinson PJ, Menon DK, Aries MJH, Smielewski P (2018) Pressure reactivity-based optimal cerebral perfusion pressure in a traumatic brain injury cohort. Acta Neurochir Suppl 126:209–212

Gaither JB, Chikani V, Stolz U, Viscusi C, Denninghoff K, Barnhart B, Mullins T, Rice AD, Mhayamaguru M, Smith JJ, Keim SM, Bobrow BJ, Spaite DW (2017) Body temperature after EMS transport: association with traumatic brain injury outcomes. Prehosp Emerg Care 21:575–582

Marehbian J, Muehlschlegel S, Edlow BL, Hinson HE, Hwang DY (2017) Medical management of the severe traumatic brain injury patient. Neurocrit Care 27:430–446

Marion DW (1999) Emergency department management. In: Marion DW (Hrsg) Traumatic brain injury. Thieme, New York, S 67–80

Roberts I, Sydenham E (2012) Barbiturates for acute traumatic brain injury. Cochrane Database Syst Rev 12:CD000033

Spaite DW, Hu C, Bobrow BJ, Chikani V, Barnhart B, Gaither JB, Denninghoff KR, Adelson PD, Keim SM, Viscusi C, Mullins T, Rice AD, Sherrill D (2017) Association of out-of-hospital hypotension depth and duration with traumatic brain injury mortality. Ann Emerg Med 70:522–530

Watson HI, Shepherd AA, Rhodes JKJ, Andrews PJD (2018) Revisited: a systematic review of therapeutic hypothermia for adult patients following traumatic brain injury. Crit Care Med 46:972–979

Neurologische Rehabilitation und Regeneration nach Schädel-Hirn-Trauma

7.1 Prognostische Einschätzung nach Schädel-Hirn-Verletzung

Eine Verlaufsprognose für einen individuellen Patienten nach Schädel-Hirn-Trauma kann auch durch den Erfahrenen nur orientierend abgeschätzt werden. Als prognostisch wichtige Faktoren werden angesehen:

- Vorhandensein einer primären Bewusstlosigkeit und deren Dauer,
- begleitende neurologische Defizite,
- Patientenalter,
- Befunde evozierter Potenziale,
- Hirnläsionen (insbesondere im Hirnstamm) in der MRT.

Mittel- bis langfristige Folgen einer Schädel-Hirn-Verletzung können hypophysäre Insuffizienz und – insbesondere bei älteren Patienten – ein chronisches Subdural-hämatom sein. Bei entsprechendem klinischen Verdacht muss daher eine weitere diagnostische Abklärung und gegebenenfalls Behandlung erfolgen.

Eine Erholung gestörter neurologischer Funktionen kann in einem Zeitraum von bis zu zwei Jahren erfolgen. Grundlage von Erholungsprozessen sind funktionelle und strukturelle Adaptationsvorgänge im Hirn. Diese sind durch gezielte physiotherapeutische Übungen beeinflussbar (Firsching et al. 2015). Eine weitere Aufgabe der Physiotherapie in der Frühphase ist die Vermeidung von sekundären Komplikationen wie z. B. Kontrakturen. Nach der Grundversorgung im Akutkrankenhaus schließt sich neurologische Rehabilitationsbehandlung an.

7.2 Grundzüge der neurologischen Rehabilitation nach Schädel-Hirn-Verletzung

Schwerpunkte der Behandlung in der neurologischen Frührehabilitation sind:

- Therapie von kognitiven und Verhaltensstörungen,
- Therapie von Kommunikationsstörungen,
- Dysphagiemanagement,
- Trachealkanülenmanagement,
- motorische Rehabilitation,
- Therapie der Spastik und
- Schmerztherapie.

In der Behandlung von kognitiven und Verhaltensstörungen werden Therapieansätze aus der Ergotherapie, der Heilpädagogik und der Neuropsychologie angewandt. Kommunikationsstörungen und Dysphagie bedürfen einer logopädischen Behandlung. Bei der motorischen Rehabilitation stehen Ergo- und Physiotherapie im Vordergrund, um nach der Mobilisation die Fähigkeiten für Stand, Transfer, Gehen und Armfunktionen wiederzuerlangen. Die Therapie von Spastik und Schmerzen erfolgt medikamentös, in einigen Fällen ist hier ein neurochirurgischer Eingriff in Form einer Implantation einer Medikamentenpumpe mit intrathekalem Katheter indiziert. Für eine detaillierte Darstellung der Prinzipien und Methoden in der neurologischen

Frührehabilitation wird auf die einschlägige Literatur (Frommelt und Lösslein 2010; Rollnik 2013) sowie die Leitlinie „Multiprofessionale neurologische Rehabilitation" der Deutschen Gesellschaft für Neurologie verwiesen.

7.3 Biologische Vorgänge während der Regeneration nach Schädel-Hirn-Verletzung

Die biologische Grundlage der Erholung neurologischer Funktionen ist nach wie vor Gegenstand intensiver Forschung. Bekannt ist, dass eine Verletzung von Hirnparenchym zu einer lokalen Entzündungsreaktion und der Rekrutierung peripherer Immunzellen mit verschiedenen Funktionen führt (Russo et al. 2018). Monozytäre Zellen beseitigen dabei abgestorbene Zellen im Kern der Läsion. Makrophagen, die für die Wundheilung zuständig sind, proliferieren am Rand der Läsion und fördern die Angiogenese durch die Beseitigung von Fibrin und die Produktion von Matrix-Metalloproteinase 2 (MMP-2). Dieser Vorgang führt zur Regeneration der meningealen Vaskularisierung.

Die oben genannte Entzündungsreaktion nach Hirnverletzung wird unter anderem durch ein Heraufregulieren von neuroinflammatorischen Genen für Chemokine und Interleukine begleitet. Bestimmte Transkriptionsfaktoren modulieren diese SHT-assoziierte Genexpressionsantwort. In einer experimentellen Studie konnte jüngst herausgefunden werden, dass der Transkriptionsfaktor ATF3 („activating transcripton factor 3"), dessen regenerative Rolle bei peripheren Neuronen bereits bekannt ist, auch die SHT-assoziierte Entzündungsantwort des zentralen Nervensystems moduliert (Foerstner et al. 2018). Ein weiterer Modulator der neuroinflammatorischen Reaktion nach Schädel-Hirn-Trauma ist das Komplementsystem. Dieses System von Plasmaproteinen wird im Zuge einer Immunantwort aktiviert. Speziell im zentralen Nervensystem kann es sowohl sekundäre Schädigungen nach Hirnverletzung als auch – im völligen Gegensatz dazu – die Neurogenese induzieren (Hammad et al. 2018). Hier muss also in Zukunft herausgefunden, in welcher Form ein gezieltes Targeting des Komplementsystems therapeutisch nutzbar gemacht werden kann.

Eine weitere wichtige Rolle in der spontanen axonalen Regeneration von Nervenzellen spielen Integrine. Dies sind oberflächliche Zellrezeptoren, deren Aktivierung durch Bindung verschiedener Liganden inhibiert oder verstärkt wird. In der Zukunft soll eine gezielte Manipulation von Integrinen dabei helfen, die Zellregeneration im zentralen Nervensystem zu stimulieren (Nieuwenhuis et al. 2018).

Neben den inneren Regenerationsvorgängen von Nervenzellen wird auch die Wirkung extern zugeführter Substanzen erforscht. So haben beispielsweise Garling et al. (2018) die Wirkung von Progesteron auf die intrazelluläre Proteinkinase mTOR („mechanistic target of rapamycin") untersucht und herausgefunden, dass Progesteron die Spiegel von mTOR im Hippokampus von Mäusen nach SHT signifikant senkt.

Die Ergebnisse dieser faszinierenden Grundlagenforschung stellen allerdings gegenwärtig lediglich Mosaiksteine auf dem langen Weg zu einer Therapie mit dem Ziel der neuronalen Regeneration in der klinischen Praxis dar. Bisher stützt sich die Behandlung von Patienten mit Schädel-Hirn-Verletzung auf eine schnelle und adäquate notfallmedizinische, operative und intensivmedizinische Behandlung sowie eine individuell gestaltete neurologische Rehabilitation für den betroffenen Patienten.

Literatur

Firsching R, Rickels E, Mauer UM, Sakowitz OW, Messing-Jünger M, Engelhard K, Schwenkreis P, Linn J, Biberthaler P, Schwerdtfeger K (2015) Leitlinie Schädel-Hirn-Trauma im Erwachsenenalter. ► www. awmf.org. Zugegriffen: 20. Juli 2018

Foerstner P, Rehman R, Anastasiadou S, Haffner-Luntzer M, Sinske D, Ignatius A, Roselli F, Knoell B (2018) Neuroinflammation after traumatic brain injury (TBI) is enhanced in activating transcription factor 3 (ATF3) mutant mice. J Neurotrauma. ► https://doi.org/10.1089/neu.2017.5593

Frommelt P, Lösslein H (Hrsg) (2010) NeuroRehabilitation: Ein Praxisbuch für interdisziplinäre Teams. Springer, Berlin

Garling RJ, Watts LT, Sprague S, Digicaylioglu M (2018) Progesterone modulates mTOR in the hippocampus of mice after traumatic brain injury. Neural Regen Res 13:434–439

Hammad A, Westacott L, Zaben M (2018) The role of the complement system in traumatic brain injury: a review. J Neuroinflammation 15:24

Nieuwenhuis B, Haenzi B, Andrews MR, Verhaagen J, Fawcett JW (2018) Integrins promote axonal regeneration after injury of the nervous system. Biol Rev Camb Philos Soc. ► https://doi.org/10.1111/brv.12398

Rollnik JD (Hrsg) (2013) Die neurologisch-neurochirurgische Frührehabilitation. Springer, Berlin

Russo MV, Latour LL, McGavern DB (2018) Distinct myeloid cell subsets promote meningeal remodeling and vascular repair after mild traumatic brain injury. Nat Immunol 19:442–445

7

Serviceteil

© Springer-Verlag GmbH Deutschland, ein Teil von Springer Nature 2019
A. König, U. Spetzger, *Neurochirurgische Therapie des Schädel-Hirn-Traumas*,
https://doi.org/10.1007/978-3-662-57928-2

Sachverzeichnis

A

ABC-Regel 8
Aniskorie 13
Anisokorie 13, 23, 32
Antikonvulsiva 10

B

Barbiturate 9, 111
Beatmung 112
Begleitverletzungen
– beim SHT 5
Behandlung
– intensivmedizinische 110
Bewusstseinstrübung 3, 8, 24
Bohrlochtrepanation 76, 89
Bulbärhirnsyndrom 4

C

CAD-Implantat
– zur Kranioplastik 99, 101
contre coup 38, 39

D

Definition
– des SHT 2
diffuse axonal injury 47
Drainage
– subdurale 79
Druckstufe
– Shuntventil 85, 91
Duraerweiterungsplastik 51
Durahochnaht 30, 95, 97, 100, 102,
    104, 106
Durainzision 42
Duraplastik 52

E

Eigenanamnese 8
Entzündungsreaktion
– nach SHT 117
Epiduralhämatom 12, 17, 18, 22, 23,
    26, 73
Ergotherapie 116

F

Filiae olfactoriae 67, 70
FOUR-Score 9
Fremdanamnese 8
Frührehabilitation
– neurologische 117

G

Glasgow Coma Scale 3
Glukokortikoide 9
Graviationseinheit 85

H

Hemikraniektomie
– dekompressive 37, 51
Herniation
– unkale 47
Hirnblutleiter 23
Hirndruck 13, 47
Hirndruck-Messsonde 13, 37, 49,
    51, 54
Hirnkontusion 17, 31
Hirnschädigung 58
– primäre 2
– sekundäre 2
Hirnschwellung 47–49
Hirnverletzung
– diffuse 47, 50
Hydrozephalus
– posttraumatischer 85
Hypotension
– arterielle 8
Hypoxie 8

I

Impressionsfraktur 17, 20
Intubation
– orotracheale 8
Inzidenz
– des SHT 2

K

Klassifikation
– des SHT 5

Koma 3
Kontusionsblutung 38–41, 73
Kornealreflex 12, 48
Kranioplastik 22, 62, 94
Kraniotomie
– osteoplastische 26, 33, 65

M

Mannitol 9
Miniplattenosteosynthese 68, 69
Mittelgesichtstrauma 62
Mittelhirnsyndrom 4
Mittellinienverlagerung 13, 33, 39,
    58, 76

N

Neuropsychologie 116
Normocapnie 13
Normotonie 13
Normovolämie 13
Normoxie 13
Notfalleingriff 26, 33
Notfallindikation 51
– zur Operation 12

P

Perforation 58, 60
Perfusionsdruck
– zerebraler 13, 110
pericranial flap 65, 67
Physiotherapie 116
Prognose
– nach SHT 116
Pupillenstatus 8, 9, 12, 48

R

Rhinoliquorrhoe 65
Rissquetschwunde 19

S

Schädelbasisverletzung 62, 73
Schädelfraktur
– offene 21, 22
Schockraum 12

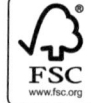